心超笔记

（第一辑）

The Training and Practice of Echocardiography

主　编　杨好意

副主编　刘　琨

主　审　李治安　尹立雪

编　者　（按姓氏笔画排序）

于　航　王玉波　王红英　王锦荣　朱　英　任雪琴

刘　洋　刘爱华　孙　杰　李　馨　张文军　张文君

罗德清　施　唯　贺德慧　夏洪波　唐大川　詹　波

谭　静　熊　莉　黎贵华

科学出版社

北京

内 容 简 介

《心超笔记》（第一辑）共8章，分别从超声心动图基础、心功能、心脏超声切面、血流动力学思路、冠脉循环、临床思路、先天性心脏病诊断、治疗这8个方面，用通俗的语言，清晰阐述了超声心动图各方面的知识。为了便于读者理解，每章节都设置了导读栏目，先对目前临床现状和误区加以阐述，再由表及里、由浅入深地详述专业知识。不同于其他同类题材的专著，本书最突出的特点就是对诊断思路作了充分说明，并将临床知识和心脏超声的知识有机地结合在一起，而并非孤立地讲解心脏超声的内容，这一点非常符合超声医师的真实工作状态和知识需求，为尽快掌握相关诊断技术和技巧打下基础。

本书适合超声科医师、心内科医师、心外科医师，以及相关研究人员阅读参考。

图书在版编目（CIP）数据

心超笔记. 第一辑 / 杨好意主编. —北京：科学出版社，2017.8
ISBN 987-7-03-053773-7

Ⅰ.①心… Ⅱ.①杨… Ⅲ.①超声心动图 – 研究 Ⅳ.① R540.4

中国版本图书馆 CIP 数据核字（2017）第 136303 号

责任编辑：郭 威 高玉婷 / 责任校对：韩 杨
责任印制：霍 兵 / 封面设计：吴朝洪

科 学 出 版 社 出版
北京东黄城根北街 16 号
邮政编码：100717
http://www.sciencep.com

北京汇瑞嘉合文化发展有限公司印刷
科学出版社发行 各地新华书店经销

*

2017 年 8 月第 一 版 开本：787×1092 1/16
2025 年 4 月第十二次印刷 印张：14
字数：304 000

定价：99.00 元
（如有印装质量问题，我社负责调换）

编者名单

主 编 杨好意 华中科技大学同济医学院附属同济医院

副主编 刘 琨 湖北省第三人民医院

主 审 李治安 首都医科大学附属北京安贞医院

尹立雪 电子科技大学附属医院·四川省人民医院

编 者（按姓氏笔画排序）

于 航 民航总医院

王玉波 湖北省妇幼保健院

王红英 广州市妇女儿童医疗中心

王锦荣 新疆自治区职业病医院

朱 英 华中科技大学同济医学院附属同济医院

任雪琴 济源市妇幼保健院

刘 洋 贵阳中医学院第二附属医院

刘爱华 武汉市第六医院

孙 杰 华中科技大学同济医学院附属同济医院

李 馨 中国人民解放军海军总医院

张文军 成都市温江区人民医院

张文君 湖北省十堰市太和医院

罗德清 武汉康健妇婴医院

施 唯 襄阳市中医医院

贺德慧 荆州市第三人民医院

夏洪波 荆州市第二人民医院

唐大川 华中科技大学同济医学院附属同济医院

詹 波 信阳市第四人民医院

谭 静 成都市温江区人民医院

熊 莉 浙江大学医学院附属邵逸夫医院

黎贵华 柳州市潭中人民医院

一花一世界，一叶一菩提

我和杨好意教授的初识是从他转发在海峡两岸医药卫生交流协会青年超声专家委员会微信群的作品《心超笔记》开始的，不经意间的阅读让我感觉眼前一亮，不同于其他的专业著作和文章，其作品文字简练，文笔洒脱，透着一股书卷气、文艺范，把枯燥呆板的专业知识介绍得趣味盎然、生动活泼，使读者阅读的兴趣油然而生。我心里不禁暗想原来专业知识的交流和传授是可以如此这般的！今年5月在宁波召开的第八届海峡两岸医药卫生交流协会超声医学高端论坛的会议上我们握手相遇，自然就谈到《心超笔记》，我觉得微信连载的形式固然传播范围广泛，传播速度极快，但总不免有碎片化知识的感觉，于是建议他将《心超笔记》汇集成册，好意教授说这正是他们要做、也正在做的事情，真是所见略同，不谋而合！

很快他们就着手编撰出版这本《心超笔记》，并邀我为这本书作序。我不禁想到传统佛学经典语论中被人熟知的一句话："一花一世界，一叶一菩提"。哪怕是一朵小小的花也有它自己绚烂的世界，一片小小的叶子也有菩提般的心。"菩提"一词是梵文Bodhi的音译，意思是觉悟、智慧，指人大梦初醒，豁然开悟，顿悟真理，达到超凡脱俗的境界。大千世界每个人都会有自己的想法，主观的、有权利的、有理想的，也许会显稚嫩，但正是由于稚嫩才清新沁人，更值得被尊重。

微信系列连载《心超笔记》自2015年8月诞生以来，至今已发表40期，单期阅读量10 000人以上的达23期，网络可统计的点击量累计超过50万，百度搜索"心超笔记"相关链接达3万条，得到广大从事超声专业及心血管专业医师的喜爱和追捧，并已传播至国外如美国、澳大利亚等。同时，借助《心超笔记》的影响力，建立了多个微信群、QQ群，吸纳了数千名的心超粉丝，开办了网上教学课堂，获得了广泛赞誉和好评。《心超笔记》从整体思路、血流动力学思路、临床思路上，对超声心动图诊断心血管疾病进行思考和总结，是作者多年的临床实践总结，是一本实践性较强的超声心动图专业指导书。微信版《心超笔记》有许多精彩的动态彩色多普勒血流图像，我担心图书出版时会无法看到，担心不能在图书上同步显示清晰的动态图像而带来阅读的遗憾，所幸编辑和作者设想采用了二维码微信扫描的形式来克服这一困难，真是有创意，开先河！

《心超笔记》出自杨好意等几位青年学者之手，他们在繁忙的临床工作之余勤于思索，认真总结，笔耕不辍，奉献于同道，尤其是在众多前辈学者面前，或许会惴惴不安。唐诗《近试上张水部》中所描绘的新嫁娘的忐忑心情："妆罢低声问夫婿，画眉深浅入时无"，正是他们此时此刻的心情，忐忑并欣喜，他们努力寻找自己的幸福，见证自己的幸福。他们的努力与成绩值得我为他们点赞、加油、献花！

首都医科大学附属北京安贞医院教授

海峡两岸医药卫生交流协会超声医学专家委员会名誉主任委员

2016年中秋于北京贞苑

序 二

　　超声心动图学作为一门新兴的医学影像学科，自 20 世纪 50 年代问世以来，在探寻人体心血管解剖结构和功能、诊断和治疗人类疾病方面已经发挥了重要作用。

　　近年来，随着超声心动图技术的不断发展，已逐渐普及到临床精准诊断和治疗的各个领域。超声心动图技术的广泛应用，使临床医师能够全面把握心血管疾病的病因、病理解剖、病理生理机制，以及疾病发生和发展的关键环节，从而进行精准的心血管疾病个体化治疗，有效地减低了心血管疾病患者的病死率和致残率。

　　随着医学模式的转变，临床及社会对超声心动图诊断治疗的要求也越来越高，诊断的规范化和标准化变得日益重要。但由于超声心动图的理论和技术枯燥乏味、晦涩难懂，心超医师诊断队伍技术及认识水平参差不齐，超声诊断规范化、标准化的普及变得棘手。

　　华中科技大学同济医学院附属同济医院的杨好意教授倾其 20 余年的研究成果，以其丰富的临床实践经验，历经一年的时间，编著了学术性、实践性均很强的医学著作《心超笔记》，从另一个视角向我们展示了不一样的心超，把心超诊断技术解读得通俗易懂，妙趣横生。

　　《心超笔记》吸收了国内外先进的技术，以诊断思路为切入点，用生动活泼、简练易懂的语言阐述了超声心动图的临床应用技术要点，以及各种心血管疾病的诊断方法和标准，并进行深入的思考和精辟的总结，内容丰富、新颖、图文并茂。大量清晰精美的动态图像的应用，对心脏大血管疾病的深入解析起到了很好的效果。《心超笔记》的出版让我们在普及超声心动图临床应用和推进心脏影像学研究及其专业规范化和标准化的道路上又迈出了坚实的一步。

　　一年来，《心超笔记》以微信版连载的形式在多个网络平台传播，受到了广大超声工作者及同行的喜爱和追捧。其中，《心尖上的寻觅，走出超声检查的盲区》以优美的文笔讲述了心尖扫查的技巧和心尖部容易遗漏的疾病，反映出作者新颖的理念和丰富的临床实践经验。《手把手教你做心超切面》对超声检查的适应证、检查方法、技术标准及注意事项等做了明确规范和实时演示，具有很强的实用性，使从业人员有章可循。

　　杨好意教授在繁忙的工作之余，兢兢业业，乐于奉献在我国超声医学事业的发展上。诚如杨教授所言："作为一个超声医师，我愿以心为镜，读出这个世界的简单与复杂。"感动于杨好意教授执着的敬业精神，我愿为之作序。

　　"路漫漫其修远兮，吾将上下而求索。"正是杨好意教授及其心超团队的写照，时经一年，《心超笔记》已从花开烂漫的春天走向了硕果累累的秋天，相信它的出版和正式发行，将会给广大超声医学工作者及心血管科临床医师提供切实有效的帮助，让他们在提高临床诊断和治疗水平上少走一些弯路，为广大心血管疾病患者多提供一些高质量的医疗服务。同时，也衷心希望该学术著作能够成为超声心动图领域普及型系列著作出版的先导，不断地促进超声心动图技术在我国心血管临床领域的应用和发展。

电子科技大学附属医院·四川省人民医院主任医师、教授

四川省卫生计生首席专家

中华医学会超声医学分会副主任委员、超声心动图学组组长

2016 年秋于成都浣花溪

目前的超声心动图专著很多，基本著作格式都是从心脏疾病的发病机制、病理解剖、血流动力学变化、超声心动图表现等方面来介绍心脏疾病的诊断。考虑到国内超声诊断队伍人员组成参差不齐，尤其是从事心脏超声诊断的专业人员相对较少，缺少一部介绍诊断思路并配备动态图片的实践性较强的超声心动图专著，即告诉读者"怎么去看病"的专著。因此，微信系列连载专业论文——《心超笔记》应运而生。

《心超笔记》自2015年8月19日诞生以来，至今已发表40期，单期阅读量10 000人以上的达23期，网络可统计的点击量累计超过50万，百度搜索"心超笔记"相关链接达30 000条，得到广大从事超声专业及心血管专业医师的喜爱和追捧，并已传播至国外如美国、澳大利亚等。同时，借助《心超笔记》的影响力，建立了多个微信群、QQ群，吸纳了数千名的心超粉丝，开办了网上教学课堂，获得了广泛赞誉和好评。

国内超声界众多知名、顶尖专家均表示《心超笔记》文字通俗易懂，条理清晰，图片典型，形式新颖，适用性强，对于广大心脏超声诊断医师、心血管内外科医师均有指导和借鉴作用，适用于从事心脏疾病专业相关的各类医学生、各级医师。

基于网络连载专业论文《心超笔记》的影响力，并应广大《心超笔记》读者的要求，为了更加方便读者学习，便于各类适用人群阅读收藏，迫切需要编辑成册，出版纸质版的《心超笔记》。

《心超笔记》的三个特点：①内容上，主要是从诊断思路、检查技巧及超声与临床的结合等方面介绍心脏疾病的超声诊断方法；②图片上，本书具有自己的特色：第一，坚持超声图片的原创，基本每期都选用了清晰典型的动态图像，并将每幅动态图片制作成二维码印在书上，读者用手机扫描即可显示在屏幕上，让读者能够实时学习，避免了静态图片的许多弊端；第二，多篇笔记为动态图片和静态图片的结合，选用典型的静态图片置于动态图片之后，并对病变位置进行标注，数量多，内容极为丰富；第三，多篇笔记还提供了冠状动脉造影、心导管检查、CTA等图片，体现多种影像学检查的相互补充和融合；③文字上，坚持原创、保证科学性的前提下，尽量做到简单、清晰、生动、富有趣味。归纳总结之后，看不到书的痕迹，却能从中学到更多的实践经验。

《心超笔记》从整体思路、血流动力学思路、临床思路上，对超声心动图诊断心血管疾病进行思考和总结，是作者20余年的临床实践总结，是一本实践性较强的超声心动图专业指导书。

全书分为8章：基础篇、心功能篇、切面篇、血流动力学思路篇、冠脉循环篇、临床思路篇、先天性心脏病篇和治疗篇。

本书是对超声心动图诊断心脏疾病的一种有益的创新的尝试，目的及愿望是为心脏超声诊断医师、心脏外科及心血管内科医师、研究生、实习医师提供一本全新实用的参考书。全书编写历经一年，全体参编人员付出了艰辛的劳动，经过出版社编辑同志们的精心雕琢，本书得以面世，我们谨对他们的勤奋工作致以衷心的谢意。限于编写者的水平，若有疏误之处，祈望读者不吝赐教，以便第二辑出版时予以借鉴。

杨好意

2016年秋于武汉

目　录

第四章　血流动力学思路篇

第五章　冠脉循环篇

第八章　治疗篇

出版说明

　　本书选自网络连载系列专业文章《心超笔记》的前40期，在保持微信版风格的基础上，重新归纳整理成章节，修订了部分文字，更新了部分视频和图片，对部分图片重新进行了加工和标注，并请美编重新绘制了主要示意图。经过编辑和整理，全书更加科学规范，精致美观。

　　书中章节的设置和连载顺序有所不同，第1章源自第1、2、5期文章，第2章源自第18～21期，第3章源自第22～28期，第4章源自第12～17期，第5章源自第3、8期，第6章源自第4、6、7和第9～11期，第7章源自第29～36期，第8章源自第37～40期。

第一章

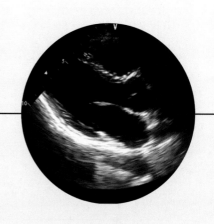

基础篇

第一节 数数超声心动图中的"三"

导读

　　心脏超声检查，对于初学者来说似乎很难，但如果思路正确，掌握了超声心动图中的六个"三"，对心脏的整体认知就会变得简单直观一些。

　　一个拳头大小，重量约 350g，时刻规律地跳动，藏在人体胸腔里的器官，就是我们不知疲倦的动力泵——心脏。自超声心动图问世以来，人们对心脏的观察变得更加直观，对心脏疾病的认知也越来越客观而科学。心超医师面对着屏幕上鲜活的律动，如何从一幅幅隐藏着庞杂信息的生动图像里，快速提取到有价值的信息，从而对疾病进行正确的分析诊断呢？

　　我们认为，认识超声心动图中的六个"三"，对检查者从整体上认知心脏，建立清晰的检查思路，从而成为一个优秀的心超医师是非常有裨益的。

一、三个结构：心肌、瓣膜、心包

　　心脏是一个肌性做功器官，因此心肌是心脏的主体。房室瓣和半月瓣，在心脏的舒缩活动中，如阀门一般开启和闭合，让心腔中的血液定向流动。而心包如屏障一样保护着心脏，其腔内的少量浆液，起着润滑的作用，减轻心脏搏动时的摩擦。超声心动图的任何一个切面都应注意观察这三个结构，其中最容易忽视的结构是心包。

二、三个节段：心房、心室、大动脉

　　心脏分为 4 个房间，住满了血液。这 4 个房间规律地舒张和收缩，让其内的血液不停地流动穿梭。

　　这 4 个房间从诞生之日起，就被规定好了位置，上部 2 个小房间被称为心房，下部 2 个大房间被称为心室，左右各 — ，不得交通。由于房间隔、室间隔的存在，左右两侧房室之间完全封闭，它们的住客血液的对话交流必须靠与心室相连的大动脉来间接完成。由此，主动脉与左心室相连，左心室（以下简称左室）与左心房（以下简称左房）相连，肺动脉与右心室相连，右心室（以下简称右室）与右心房（以下简称右房）相连，再借由大动脉衍生的循环通路，4 个房间的血液完成了交流。

超声心动图观察心脏，必须分析心房、心室和大动脉三个节段，缺一不可，并注意观察 2 个连接，即心房与心室的连接（房室瓣）和心室与大动脉的连接（动脉圆锥）。

三、三类循环：体循环、肺循环、冠脉循环

心脏的三类循环同时而行，周而复始。体循环从左心室出发，由主动脉流向全身，最后回流入上下腔静脉，返回右心房，从出发到返回心脏，路途遥远，血液携带的氧气逐渐消耗，颜色变暗，从动脉血变成了静脉血。肺循环从右心室出发，由肺动脉进入肺内中转站加氧，在短途旅行后使静脉血变成动脉血，最后经 4 条肺静脉，返回到左心房。冠脉循环通过冠状动脉供应心肌血供而通过冠状静脉回流到右心房，它的正常运转，保证了心脏不停泵血的功能。

三类循环中，冠脉循环的疾病最容易被忽略。

四、三种分流：左向右分流、右向左分流、无分流

除了心房、心室之间靠瓣膜相通，心室与动脉、心房与静脉相通外，心房间、心室间及主动脉与肺动脉之间均被隔开，互不相通。因此，心脏内静脉血与动脉血完全独立流动。若心内外出现异常交通，静脉血与动脉血就会发生一场不该有的约会，让主人得上"心病"。常见如下：

左向右分流：房间隔缺损、室间隔缺损、动脉导管未闭等（图 1-1-1）。

右向左分流：法洛四联症、三尖瓣闭锁、右心室双出口等（图 1-1-2）。

无分流：主动脉瓣狭窄、肺动脉瓣狭窄、主动脉缩窄等（图 1-1-3）。

其中，最容易漏诊的是无分流的先天性心脏病。

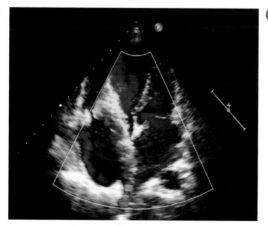

图 1-1-1 房间隔缺损，左向右分流

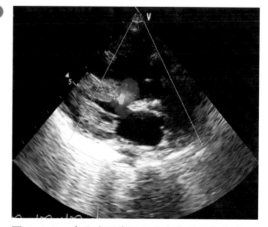

图 1-1-2 右心室双出口，心室水平双向分流

五、三个短轴切面：二尖瓣水平、乳头肌水平、心尖水平左室短轴切面

此三个水平的左室短轴切面可将左室壁划分为 16 个心肌节段，其中二尖瓣水平和乳头肌水平左室短轴切面上各为 6 个心肌节段，心尖水平左室短轴切面上为 4 个心肌节段。为便于记忆，各个切面可从前壁开始，沿逆时针方向，逐一观察诊断分析每个心肌节段的运动情况（图 1-1-4~图 1-1-6）。

六、三个长轴切面：心尖两腔、三腔、四腔心长轴切面

此三个长轴切面可将左室壁划分为 17 个心肌节段，除上述三个短轴切面上的每个心肌节段均可在此三个长轴切面上观察到外，心尖两腔心切面或四腔心切面上还可以观察到第 17 个心肌节段——即没有心腔的真正心尖段。三个短轴切面和三个长轴切面，是心脏超声检查中常用切面，对诊断很多疾病都非常重要，尤其是对分析冠心病患者有无节段性室壁运动异常更为重要（图 1-1-7~图 1-1-9）。

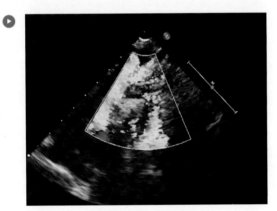

图 1-1-3　主动脉缩窄，无分流

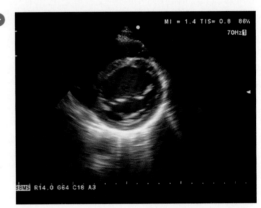

图 1-1-4　二尖瓣水平左室短轴切面

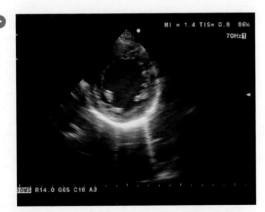

图 1-1-5　乳头肌水平左室短轴切面

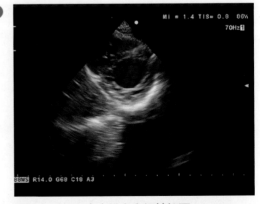

图 1-1-6　心尖水平左室短轴切面

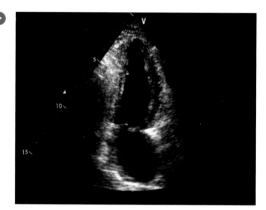

图 1-1-7 心尖两腔心切面

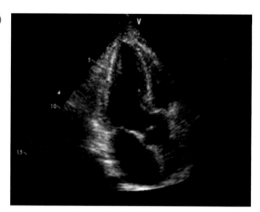

图 1-1-8 心尖三腔心切面

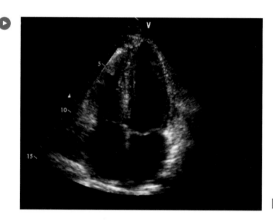

图 1-1-9 心尖四腔心切面

小结

心脏的结构及病变较为复杂，熟练掌握超声心动图中的六个"三"，对了解心脏结构、生理，形成清晰的整体心脏超声诊断思路非常重要。

第二节 心超二维细节，你是否也曾视而不见

▶ 视频目录

视频 1-2-1：胸骨旁左心长轴切面
视频 1-2-2：心底短轴切面
视频 1-2-3：右室流入道长轴切面
视频 1-2-4：剑突下双心房切面
视频 1-2-5：主动脉弓长轴切面

导读

超声医师对心脏切面的熟练运用，对心脏疾病的超声诊断来说至关重要，但总有一些常规切面的细节，一些不常用的切面，往往被检查者所忽视。

俗话说，成也细节，败也细节。在众多的心超切面中，很多细节都是诊断疾病的重要线索，也决定了检查者是否能对疾病有一个正确和全面的判断。如何选择并利用心脏切面快速地为心脏进行把脉？根据多年的临床实践，我们认为全面认识三个常规切面，并结合三个容易忽略的切面，抓住这些切面中隐藏的丰富信息，就可以对超过 90% 的心脏疾病进行准确诊断。

一、三个常规切面中容易忽视的细节

1. 胸骨旁左心长轴切面（图 1-2-1）   观察这个切面，要遵循三个层次的递进顺序。首先是对心脏基本结构的观察，包括心肌、瓣膜和心包；其次是判断左、右心室大小，分析左心室和右心室扩大分别见于哪些心脏疾病；最后就是对那些易被忽略结构的观察。

此切面最容易忽视的结构有三个：冠状静脉窦、右冠状动脉及胸降主动脉。冠状静脉窦扩张，可以引导我们对引起其扩张的相关疾病进行思考；右冠状动脉扩张，则要考虑右冠状动脉瘘、冠状动脉起源异常或川崎病等疾病的可能；胸降主动脉的观察主要是排除主动脉瘤和夹层，特别是观察到升主动脉增宽的患者，值得我们尤为关注。

2. 心底短轴切面（图 1-2-2）   此切面容易忽视的细节有：主动脉瓣瓣叶数、冠状动脉病变、房间隔连续性、右室双腔心、右室流出道及肺动脉狭窄。

据统计，国人二叶式主动脉瓣的发生率较西方白种人高，新生儿中二叶式主动脉瓣畸形的发生率达到 20‰，而四叶式主动脉瓣和六叶式主动脉瓣也时有发现。而实际工作中，二叶式主动脉瓣的诊断率并不高，究其原因，除了少数患者瓣叶显示困难之外，检查者对主动脉瓣瓣叶数的忽视也是一个重要原因。

对于冠状动脉，容易忽视的是冠状动脉的内径、数量及起源部位。若有增宽，需排除冠状动脉瘘、冠状动脉起源异常或川崎病等，若主动脉仅一根冠状动脉起源或没有冠状动脉起源，需排除是否先天缺如或起源异常。

此切面对房间隔的观察很容易被忽视。根据笔者的经验，绝大部分继发孔型房间隔缺损在此切面可以显示，且多数缺损部位距离主动脉根部较近。

右心室在心底短轴切面上处于声束的近场，常常因为伪像干扰而漏诊右室双腔心。二维超声心动图不易清晰显示右室流出道和肺动脉，此切面上应结合彩色多普勒排除右室流出道和肺动脉的狭窄性病变。

3. 心尖四腔心切面（图 1-1-9）   此切面容易忽视的细节主要是：解剖心室位置的判断及肺静脉汇入口的观察。

三尖瓣在室间隔上的附着点相对二尖瓣靠近心尖，而房室瓣位置总是与心室相对应，即二尖瓣总是与解剖学左心室相连接，三尖瓣总是与解剖学右心室相连接，这是先天性心脏病诊断中判断解剖学左右心室的一个重要依据。此切面对右心室特征性结构——调节束的良好显示亦可帮助我们判断解剖学右心室的位置。另外，要注意观察二尖瓣前叶与三尖瓣隔瓣在室间隔上附着点之间的距离，据此可判断有无三尖瓣下移畸形。看似简单，但很容易忽视。

此切面上要特别注意观察肺静脉回流入左心房的 4 个汇入口，完全或部分缺如都提示肺静脉异位引流的存在，尤其是存在房间隔缺损的情况下。

二、三个易被忽视的重要切面

1. 右室流入道长轴切面（图 1-2-3）   此切面可以清晰显示三尖瓣的前瓣、后瓣及冠状静脉窦的长轴。三尖瓣下移畸形通常隔瓣和后瓣同时下移，此切面是后瓣位置很好的观察点。对于冠状静脉窦扩张的相关疾病也可以进行分析判断。另外，该切面观察三尖瓣反流非常敏感。

2. 剑突下双心房切面（图1-2-4） 此切面对于观察房间隔连续性极为有益，尤其是上腔型和下腔型房间隔缺损，是其他经胸心超切面无法比拟和替代的。当然，这两型房间隔缺损通过经食管超声心动图可以清楚显示，但在没有开展经食管超声心动图的医院，以及那些不适合做经食管超声心动图的患者，这个切面显得尤为重要。

3. 主动脉弓长轴切面（图1-2-5） 此切面是胸骨旁切面的一个重要补充，许多疾病需要检查者在此切面上进行观察，但常被忽视。

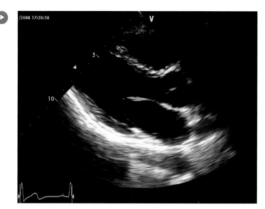

图1-2-1 胸骨旁左心长轴切面

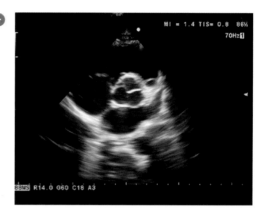

图1-2-2 心底短轴切面

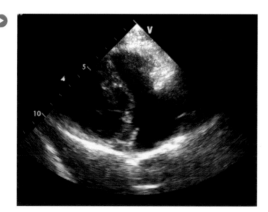

图1-2-3 右室流入道长轴切面

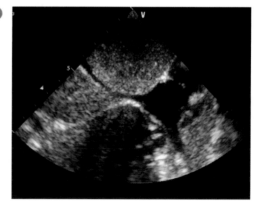

图1-2-4 剑突下双心房切面

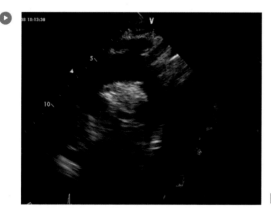

图1-2-5 主动脉弓长轴切面

主动脉缩窄：对于左心室肥厚的患者，应在此切面排除主动脉缩窄，尤其是缩窄最常发部位在主动脉峡部。

动脉导管未闭：对左心扩大、肺动脉高压而胸骨旁心底短轴切面显示不佳的患者，此切面是观察动脉导管未闭的重要切面。

左位上腔静脉：若冠状静脉窦扩张，应在此切面观察有无左位上腔静脉。此时，主动脉弓上方的左头臂静脉不显示或发育不良，而胸降主动脉左前方可见一下行的管腔回声，即左位上腔静脉。注意对左头臂静脉的检查，往往对诊断事半功倍，但却常常被忽视。

心上型肺静脉异位引流：胸降主动脉左前方可见垂直静脉，左头臂静脉扩张。

主动脉夹层：此切面是主动脉夹层分型的必做切面。

主动脉弓离断：此切面是观察这种非常罕见的疾病的最主要切面，并可有效分型。对发绀患者检查时，若主动脉弓显示不清，应警惕主动脉弓离断的可能。

> **小结**
>
> 在常规 15~20 个心超二维切面中，本文所阐述的 6 个切面对诊断心脏疾病至关重要。当然，特殊病例的检查，还需要我们在更多的切面中寻找答案。

第三节　巧用 M 型超声心动图，做时间分辨的高手

> **导读**
>
> M 型超声心动图是超声心动图中的重要组成部分，其独特的快速时间取样技术，让它成为超声心动图家族中拥有最高时相分辨力的特殊成员，至今无法取代。

最早的 M 型超声心动图于 1955 年即初露雏形，用于观察心脏结构的活动规律。时光荏苒，随着电子技术的不断发展，如今的 M 型超声心动图早已脱胎换骨，除了结合二维超声心动图能显示心脏内部结构厚度、距离、运动速度、活动方向与心动周期的关系外，与组织多普勒、彩色多普勒等结合，对心肌组织、血流时相等的观察也变得极为方便直观。

许多征象在肉眼下稍纵即逝，但巧用 M 型超声心动图，将使得时间变"慢"，让对心脏结构和血流细微运动信息的观察成为可能，在实际工作中具有重要意义。

一、常用 M 型超声心动图曲线

1. 心底波群（图 1-3-1）

（1）主动脉根部曲线：两条平行且前后同步活动的光带，代表主动脉前后壁的反射，收缩期向前，舒张期向后。用于观察主动脉根部活动和弹性。

（2）主动脉瓣曲线：主动脉根部前后两曲线间，有一六边形盒样结构的主动脉瓣活动曲线。收缩期两线分开，前方代表右冠瓣，后方代表无冠瓣；舒张期关闭呈一条线。用于观察主动脉瓣

开放幅度及闭合情况。

2. 二尖瓣波群（图 1-3-2）　简单来说，A 峰由心房收缩形成，E 峰由心室舒张形成，即二尖瓣开放至最大之时。CD 段代表心室收缩期，二尖瓣关闭。曲线的变化规律，对许多疾病的诊断具有特征性的意义。用于观察二尖瓣开放幅度及闭合情况、二尖瓣前后叶同向运动、判断左室舒张功能等。

3. 心室波群（图 1-3-3）　心室波群中可见两条主要活动曲线，即室间隔曲线和左室后壁曲线，两者呈逆向运动。此波群可以测量心室腔大小及室壁厚度，可用于测定左室收缩功能、心内膜运动幅度、室壁增厚率、判断右心容量负荷等。

二、M 型超声心动图在疾病中的应用

1. 主动脉瓣狭窄或关闭不全　可测量收缩期主动脉瓣右冠瓣及无冠瓣的开放幅度，正常大于 15mm（图 1-3-4）。舒张期如果呈双线，则为主动脉瓣关闭不全。

2. 二尖瓣狭窄或关闭不全　二尖瓣狭窄的 M 型超声心动图呈"城墙"样改变；舒张期二尖瓣后叶受前叶牵拉，表现为前后叶同向运动，此现象在二维超声心动图上很难观察到（图 1-3-5）；CD 段如分离，即为二尖瓣关闭不全。

3. 二尖瓣脱垂　CD 段分离，呈"吊床"样改变（图 1-3-6）。

4. 心脏压塞　M 型超声心动图上表现为右室游离壁舒张期塌陷，可早期判断心脏压塞（图 1-3-7）。心脏压塞的出现与心脏积液产生的速度有关，因此，M 型超声心动图判断有无心脏压塞对少量心包积液临床意义很大。

5. 左室流出道梗阻　由于流出道狭窄造成的"虹吸"现象，二尖瓣前叶收缩期前移，M 型超声心动图表现为 CD 段弓背向上抬高，即 SAM 征（图 1-3-8）。此征象是诊断梗阻性肥厚型心肌病的一个重要参考，但非特异性指标。主动脉瓣提前关闭，也可以用 M 型超声心动图来观察。

6. 冠心病　通过测量心内膜运动幅度、收缩期室壁增厚率等判断受累节段室壁运动情况，如运动减弱、无运动或矛盾运动（图 1-3-9）。

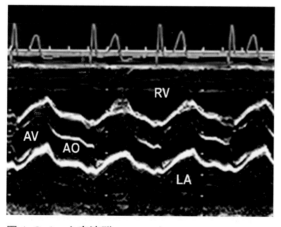

图 1-3-1　心底波群

　　AV：主动脉瓣；AO：主动脉；RV：右心室；LA：左心房

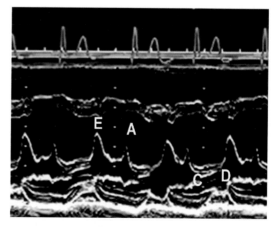

图 1-3-2　二尖瓣波群

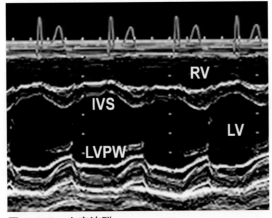

图 1-3-3　心室波群

　　IVS：室间隔；LVPW：左室后壁；RV：右心室；

LV：左心室

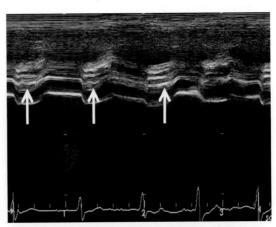

图 1-3-4　主动脉瓣狭窄的 M 型超声心动图

　　箭头所指处为主动脉瓣开放幅度减小

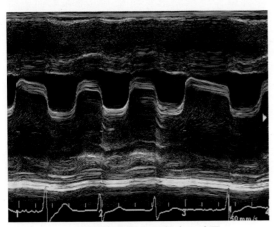

图 1-3-5　二尖瓣狭窄的 M 型超声心动图

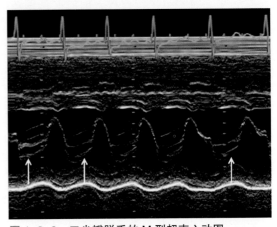

图 1-3-6　二尖瓣脱垂的 M 型超声心动图

　　箭头所指处为二尖瓣后叶收缩期呈"吊床"样

改变

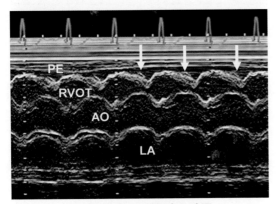

图 1-3-7　心脏压塞的 M 型超声心动图

　　箭头所指处为右室游离壁舒张期塌陷。PE：

心包积液；RVOT：右室流出道；AO：主动脉；

LA：左心房

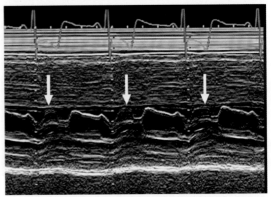

图 1-3-8　梗阻性肥厚型心肌病的 M 型超声心动图

　　箭头所指处为二尖瓣前叶 CD 段向上抬高

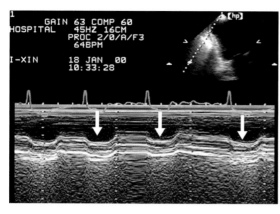

图 1-3-9 冠心病的 M 型超声心动图

　　箭头所指处为 M 型取样线通过左室后壁运动的曲线，结合心电图可见其收缩期向外运动，即矛盾运动

三、两种特殊类型的 M 型超声心动图

　　1. M 型组织多普勒曲线　M 型超声心动图与二维组织多普勒相结合，使得每秒取样扫描线大大增加，能用于显示室壁在心动周期各个时相的运动规律。这些信息对确定心律失常的原因和起搏点的位置有重要价值，在难治性心力衰竭的心脏再同步化治疗（CRT）中亦有重要临床意义（图 1-3-10）。

　　2. M 型彩色多普勒曲线　此法较频谱多普勒技术更为敏感、准确，可以分析分流和反流的时相、持续时间、方向和部位。此外，可用 M 型彩色多普勒曲线测量二尖瓣口舒张期血流播散速度判断左室舒张功能（图 1-3-11）。

　　本文总结了常见 M 型超声心动图曲线，并介绍了其在心脏疾病中的巧妙应用。缩窄性心包炎舒张早期室间隔运动 M 型超声心动图表现为"弹跳征"，以及扩张型心肌病的二尖瓣波群表现为"钻石征"等，因其在二维超声心动图上有很容易辨认的相应表现，本文尚未涉及。M 型超声心动图尚有很多用途，需要心超医师在临床实践中充分挖掘它的潜力。

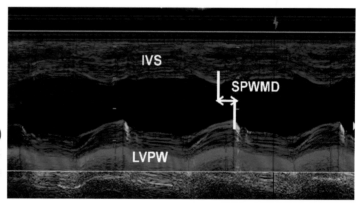

图 1-3-10 SPWMD 为室间隔（IVS）和左室后壁（LVPW）达到最大位移点的时差，借此判断心室间收缩是否同步

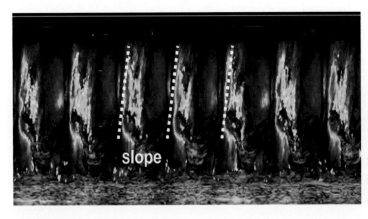

图 1-3-11　调节彩色多普勒速度标尺，测量二尖瓣口舒张早期黄色血流信号的上升斜率（slope），即为二尖瓣口舒张期血流播散速度，正常大于50cm/s

小结

　　利用 M 型超声心动图高时相分辨力的特点，结合二维超声心动图、彩色多普勒、组织多普勒等技术，对心脏结构和血流的细微运动进行观察分析，在心脏疾病的诊断认识中具有重要的临床意义。

第二章

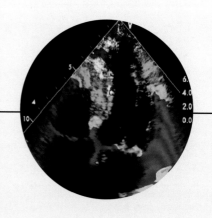

心功能篇

第一节　那些被误读的超声心功能测定

> **导读**
>
> 　　心功能作为临床评价患者综合状况的一个常用指标，大家并不陌生。但临床所指的心功能与超声心动图测定的心室收缩、舒张功能细究起来却不能简单地等同，需要结合患者的实际情况综合判定。

　　心脏是人体的发动机，由两个心泵组成：右心将血液泵入肺循环，左心则将血液泵入体循环。因此，可以简单地认为，心脏功能即泵血功能。心室的收缩是推动血流的主要力量，一般以心室舒缩的起止作为心动周期的标志，把心室的收缩期叫作收缩期，心室的舒张期叫作舒张期。

　　心动周期各时相心室内压力和容量的变化，血流与瓣膜活动的变化，以心室的舒缩活动为中心，将心动周期分为收缩期和舒张期，也就是心室的射血和充盈过程。超声心动图研究心脏功能，主要指心室的收缩功能和舒张功能。对于正常人而言，肺动脉压力远小于主动脉压力，左心优势明显。除右心为主的病变，超声常说的心功能，即指左心室的收缩及舒张功能。

　　如果说心功能是临床整体评价患者的重要指标，那么，超声心动图测定心脏功能只是对心脏泵血功能的一个局部评价。因此，不能混为一谈，亦不能简单地等同。目前，仍有一些临床医师及超声医师对超声报告中的心功能指标存在误解。

一、临床心功能分级判定

　　临床心功能分级目前主要采用的仍是美国纽约心脏协会（NYHA）1928 年提出的分级方案，其依据主要是根据患者自觉活动能力分为四级。

　　Ⅰ级：患者有心脏病，但体力活动不受限制。平时一般活动不引起疲乏、心悸、呼吸困难、心绞痛等症状。

　　Ⅱ级（轻度心力衰竭）：体力活动轻度受限。休息时无自觉症状，一般的活动可出现上述症状，休息后很快缓解。

　　Ⅲ级（中度心力衰竭）：体力活动明显受限。休息时无症状，轻于平时一般的活动即引起上述症状，休息较长时间后方可缓解。

　　Ⅳ级（重度心力衰竭）：不能从事任何体力活动。休息时亦有心力衰竭的症状，体力活动后加重。

　　1994 年美国心脏协会（AHA）在 NYHA 的心功能分级基础上，增加了一种客观的评估方法，两种方法并行，即根据 ECG、运动负荷试验、X 线、超声心动图等来评估心脏病变的严重程度，分 ABCD 四级。

A 级：无心血管疾病的客观依据。

B 级：客观检查示有轻度的心血管疾病。

C 级：有中度心血管疾病的客观依据。

D 级：有严重心血管疾病的表现。

此外，临床心功能分级还有 Killip 分级和 Forrest 分级等，由此可以看出，临床心功能分级是多种多样的，在客观指标的基础上，患者的自觉症状或体征才是临床的主要判断方法。

新概念认为心功能不全可分为无症状和有症状两个阶段。因此，当患者处于无症状期时，虽然有心室功能障碍的客观证据（如 EF 值降低），但无典型充血性心力衰竭症状，心功能尚属 NYHA 分级的 I 级，但如不进行有效治疗，迟早会发展成有症状的心功能不全。

二、超声判定心功能的常用指标

1. 收缩功能（图 2-1-1）

EDV（end-diastolic volume）：（126±29）ml，即舒张末期心室容量

ESV（end-systolic volume）：（49±19）ml，即收缩末期心室容量

SV（stroke volume）：50~90ml，每搏量

EF（ejection fraction）：50%~80%，射血分数，即 SV/EDV 比值

CO（cardiac output）：3.5~6L/min，心排血量，即每分钟由一侧心室输出的血量。CO=SV×HR（心率）

CI（cardiac index）：2.3~3.7L/（min·m^2），心指数，即空腹和安静状态下，每平方米体表面积的每分输出量。CI=CO/BSA（体表面积）

2. 舒张功能（图 2-1-2、图 2-1-3）

E 峰：＞80cm/s

E/A：＞1

Teichholz 方法：

LVV（ml）= 7×D^3/（2.4+D）

Pombo 方法：LVV（ml）= D^3

SV（ml）= EDV−ESV

CO（ml/min）= SV×HR

CI [ml/（min·m^2）] = CO/BSA

EF（%）= SV/EDV×100%

FS(%) =（Dd−Ds）/Dd×100%

Devereux 方法：

LVM（g）= 0.8×1.04 [（Dd+IVSTh+

　　　　　PWTh）^{3}−Dd^3] + 0.6

LVMI（g/m^2）= LVM/BSA

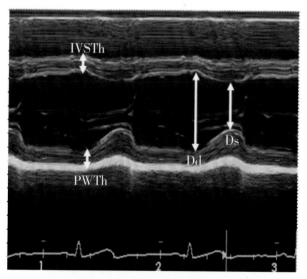

图 2-1-1　心室波群测定左室收缩功能

IVSTh：室间隔厚度；PWTh：左室后壁厚度；Dd：左室舒张末期内径；Ds：左室收缩末期内径；LVV：左室容积；FS：左室短轴缩短率；LVM：左室质量；LVMI：左室质量指数

e′：室间隔＞8cm/s，侧壁＞10cm/s

e′/a′：＞1

E/e′：＜8，反映左心室充盈压的指标

三、常见对超声心动图测定心功能的误读

1. EF 值减低，但无明显临床症状　临床最关注的指标无疑是 EF 值，即射血分数。射血分数的异常，常常提示心脏泵血功能障碍。

EF 值减低，但患者无临床症状的情况，主要见于心脏扩大的患者。此时，虽然 EF 值减低，但由于心腔扩大，心室 EDV 增加，SV 相对增加，心排血量依然可以代偿，因此，患者没有明显的临床症状（图 2-1-4、图 2-1-5）。

2. EF 值正常，但临床有明显症状　EF 值正常或升高，却出现临床心功能不全症状的情况，主要见于室间隔缺损、动脉导管未闭、中 - 重度以上二尖瓣、主动脉瓣关闭不全、右向左分流的先天性心脏病的患者。此时，虽然 EF 正常，但进入体循环的血容量因左向右分流或大量反流的

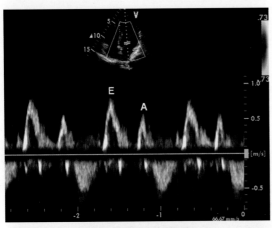

图 2-1-2　二尖瓣口舒张期血流频谱

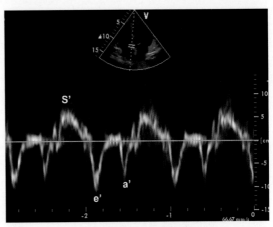

图 2-1-3　二尖瓣环组织多普勒频谱

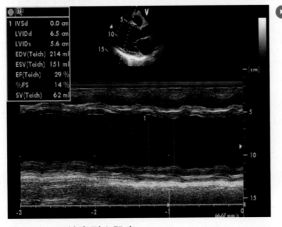

图 2-1-4　扩张型心肌病

EF 值仅 29%，但 EDV 达到 214ml，SV 亦达到62ml，可以满足静息状态下或轻度活动时的机体需要，患者无明显临床症状

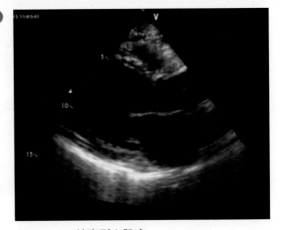

图 2-1-5　扩张型心肌病

左心扩大，左室舒张末期容量增加

影响而减少，或者因右向左分流的氧饱和度低的静脉血的影响，导致心功能不全的症状出现（图2-1-6、图2-1-7）。

EF值反映的是SV与EDV的比值，受影响因素较多，在无分流或反流的情况下，正常值范围为50%~80%。因此，对超声心功能的测定，不能简单地只看EF值，而要结合SV、CO、CI等综合判定。

3. E/A倒置与左室舒张功能减低　心室舒张功能包括心肌的松弛性和顺应性，前者是主动舒张，是一个耗能的过程；后者是被动舒张，不耗能。对于E/A倒置，提示左室顺应性减低是不正确的。

二尖瓣口舒张期血流频谱的E峰和A峰测值受心率、前负荷、后负荷等影响较大，易产生假性正常化，而二尖瓣环组织多普勒频谱反映左室整体舒张功能相关性较好。

E/e′是反映左室充盈压的指标，比较稳定，室间隔的E/e′比值小于8提示左室充盈压正常，大于15提示左室充盈压增高。

心房大小和容积应该纳入判断心室舒张功能的参考指标。简单地说，如果心室舒张功能减低，则心房向心室血流充盈受限，心房淤血，容积增大。如果上述指标测值反映心室舒张功能减低，但心房并无扩大，则对临床影响不大。当然，没有舒张功能障碍的患者也可以出现左心房扩大，如心脏容量负荷增加、二尖瓣疾病等，因此，分析左房容积时应考虑患者的临床状态。

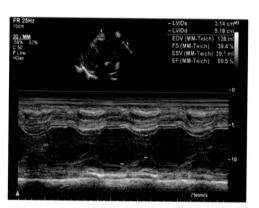

图2-1-6　二尖瓣前叶裂并中度以上关闭不全患者，EF值虽然达到69.5%，但收缩期因二尖瓣中度以上关闭不全，部分血流反流至左心房使得体循环血容量减少

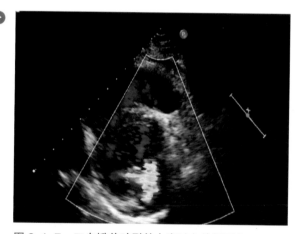

图2-1-7　二尖瓣前叶裂并中度以上关闭不全

小结

超声心动图测定的心功能与临床心功能不是一个概念，不能简单地等同。临床对患者心功能分级的主要依据除了客观检查证据外，主要是根据患者的自觉活动能力，对特殊病例的心功能分级还要参考其他依据。因此，超声报告提示的心脏泵血功能异常或正常，需要综合多种因素才能正确判定。

第二节　超声心功能测定之左室舒张功能

导读

　　如果把心脏比喻成一个握紧的拳头，那么心脏的舒张，就好像是拳头舒展的过程。这个看似简单的过程，其实却复杂多变，影响因素众多。左心室正常舒张，才能正常充盈，才能维持泵功能的正常，以满足机体所需。因此，正确评价左室舒张功能，对临床诊疗和预后具有非常重要的意义。

　　左室舒张是由若干因素相互作用而构成的复杂生理过程。在这个过程中，左室心肌的松弛性和顺应性是决定左心室血液充盈的两个最主要因素。松弛性为舒张期单位时间心腔内压力的变化（dp/dt），而顺应性为舒张期单位容积的变化引起的压力变化（dp/dv）。其中，松弛性发生于收缩终止之后至舒张中期，是一个主动耗能的过程，而顺应性发生于舒张中晚期，代表左室扩展的弹性度，是一个被动的过程，两者与舒张期左室压力和容积密切相关。

　　左室舒张功能是指左室心肌舒张和纳血的能力。当舒张功能正常时，左心室适当充盈，而无左室舒张压异常升高，此时可以产生能满足机体需要的心排血量；反之，则心排血量减低。舒张功能衰竭约占心力衰竭患者的40%，在心力衰竭的症状和体征方面起到重要的作用。因此，正确评价舒张功能是否受损及严重程度对临床诊疗和预后至关重要（图 2-2-1）。

　　临床上舒张功能的评价金标准是心导管检查，但属有创检查，不易被患者接受。随着超声医学技术的不断发展，超声心动图已经成为无创评价心室舒张功能的最佳选择。

一、左室舒张功能的超声评价方法

1. 二尖瓣口舒张期血流频谱（图 2-1-2、图 2-2-2）

左室等容舒张时间（IVRT）：（67±8）ms

E/A：> 1

E 峰：（86±16）cm/s

E 峰减速时间（EDT）：（166±4）ms

2. 肺静脉血流频谱（图 2-2-3）　选择标准心尖四腔心切面，将 PW 取样容积置于右上肺静脉内距开口 1.0 ~ 2.0mm 处，尽量使声束与血流方向平行，获取最佳肺静脉血流频谱。频谱由三个波峰构成，即收缩期的正向 S 波、舒张早期的正向 D 波及左房收缩期负向 Ar 波。

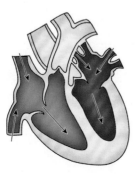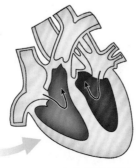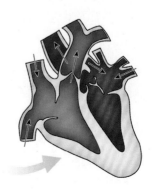

图 2-2-1　从心室舒张到心房收缩再到心室收缩的过程

S/D：随年龄增加而增加

Ar：＜35cm/s

TAr＜TA（Ar波持续时间小于二尖瓣口A波持续时间）

3. 组织多普勒频谱（图2-1-3，图2-2-4，图2-2-5） 组织多普勒（TDI）用于评价心肌组织的运动，减少了容量负荷对心室舒张功能的影响。选择心尖四腔心、心尖两腔心和心尖左室长轴切面，获取各部位二尖瓣环长轴运动速度频谱，测量收缩期正向s′峰、舒张期早期反向e′峰及舒张晚期反向a′峰。欧洲心脏病学会（ESC）推荐使用心尖四腔心切面，测量室间隔和左室侧壁的二尖瓣环运动速度。

e′：室间隔＞8cm/s，侧壁＞10cm/s

e′/a′：＞1

E/e′：＜8，反映左室充盈压的指标

左室等容舒张时间（IVRT）：（67±8）ms

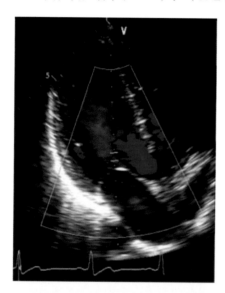

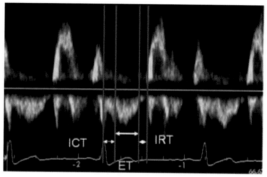

图2-2-2 二尖瓣口血流频谱测量等容舒张时间

取心尖左心长轴切面，将PW取样容积置于二尖瓣口红色血流与左室流出道蓝色血流之间，测量左室流出道收缩期频谱终点至二尖瓣口E峰起点之间的间期。IRT：等容舒张时间；ICT：等容收缩时间；ET：射血时间

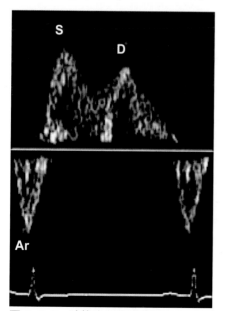

图2-2-3 肺静脉血流频谱图

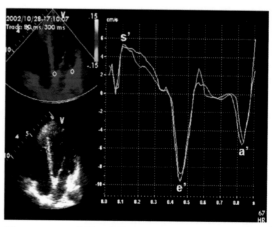

图2-2-4 二尖瓣环定量组织速度成像（QTVI）曲线图

定量组织速度成像曲线图类似于传统的脉冲组织多普勒频谱图，两种方法的不同之处在于，脉冲组织多普勒频谱图只能记录一个部位的速度信息，而定量组织速度成像曲线图可以同步记录多个心肌节段的速度信息；脉冲组织多普勒频谱图显示的速度信息为取样区内心肌组织运动速度的空间分布情况（即可从频谱上测量每一取样区内心肌组织运动的瞬时最高速度、瞬时最低速度和瞬时平均速度），而定量组织速度成像曲线图显示的是取样区内心肌组织运动的平均速度。

4. 彩色 M 型血流传播速度（图 1-3-11）　选择心尖四腔心切面，获得二尖瓣口彩色 M 型血流播散图，调节速度标尺（scale），使高于混迭速度的血流呈黄色显示在红色充盈血流信号内，扫描速度设置为 100mm/s，测量二尖瓣口舒张早期黄色血流信号的上升斜率（slope），即为二尖瓣口舒张期血流传播速度（Vp），正常大于 50cm/s。

5. 左房大小和容积　心房大小和容积应该纳入判断心室舒张功能的参考指标。简单地说，如果心室舒张功能减低，则心房向心室血流充盈受限，心房淤血，容积增大。如果上述指标测值反映心室舒张功能减低，但心房并无扩大，则对临床影响不大。当然，没有舒张功能障碍的患者也可以出现左心房扩大，如心脏容量负荷增加、二尖瓣疾病等，因此，分析左房容积时应考虑患者的临床状态。

二、左室舒张功能异常的分级

随着左室舒张末压的增高，左室舒张功能异常可分为松弛受损型、假性正常化和限制性充盈（图 2-2-6）。

ESC 制订了诊断舒张性心力衰竭的标准，需要满足三个条件：①具有心力衰竭的症状或体征；②左心室射血分数正常或轻度减低；③具有左室舒张功能不全的证据。

三、超声心动图评价左室舒张功能的临床应用举例

1. TVI 鉴别假性正常化（图 2-2-7、图 2-2-8）
2. 限制型心肌病与缩窄性心包炎（图 2-2-9）
3. 左室舒张功能分级与左室射血分数正常时左室充盈压的超声心动图评价见表 2-2-1，表 2-2-2。左室射血分数减低时，左室充盈压的超声心动图评价见表 2-2-3。

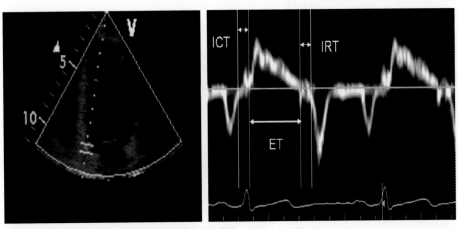

图 2-2-5　组织多普勒频谱测量等容舒张时间
取心尖四腔心切面，将 PW 取样容积置于室间隔二尖瓣环处，测量收缩期频谱终点至 e′ 起点之间的间期。IRT：等容舒张时间；ICT：等容收缩时间；ET：射血时间

表 2-2-1 左室舒张功能分级的超声心动图评价

Sep.e′、Lat.e′、LAVI				
Sep.e′ ≥ 8cm/s Lat.e′ ≥ 10cm/s LAVI < 34ml/m²	Sep.e′ ≥ 8cm/s Lat.e′ ≥ 10cm/s LAVI ≥ 34ml/m²	Sep.e′ < 8cm/s Lat.e′ < 10cm/s LAVI ≥ 34ml/m²		
		E/A < 0.8 DT > 200ms Av.E/e′ ≤ 8 Ar−A < 0 ΔE/A < 0.5	0.8 ≤ E/A ≤ 1.5 160ms ≤ DT ≤ 200ms 9 ≤ Av.E/e′ ≤ 12 Ar−A ≥ 30ms ΔE/A ≥ 0.5	E/A ≥ 2 DT < 160ms Av.E/e′ ≥ 13 Ar−A ≥ 30ms ΔE/A ≥ 0.5
左室舒张功能正常（一般人）	左室舒张功能正常（运动员）	左室舒张功能不全Ⅰ级	左室舒张功能不全Ⅱ级	左室舒张功能不全Ⅲ级

Sep.e′：二尖瓣瓣环运动频谱室间隔处舒张早期峰值速度；Lat.e′：二尖瓣瓣环运动频谱侧壁处舒张早期峰值速度；LAVI：左房容积指数；E/A：二尖瓣口舒张期血流频谱 E 峰速度与 A 峰速度的比值；DT：E 峰减速时间；Av.E/e′：二尖瓣口舒张期血流频谱 E 峰速度与二尖瓣瓣环运动频谱室间隔处和侧壁处舒张早期平均峰值速度的比值；Ar−A：肺静脉血流频谱 Ar 波持续时间与二尖瓣口舒张期血流频谱 A 峰持续时间的差值；ΔE/A：瓦氏动作后二尖瓣口舒张期血流频谱 E/A 的变化率

（来源于 Nagueh SF, Appleton CP, Gillebert TC, et al. Recommendations for the evaluation of left ventricular diastolic function by echocardiography. J Am Soc Echocardiogr, 2009, 22: 107−133）

表 2-2-2 左室射血分数正常时左室充盈压的超声心动图评价

E/e′			
E/e′ ≤ 8	9 ≤ E/e′ ≤ 14		Sep.E/e′ ≥ 15 或 Lat.E/e′ ≥ 12 或 Av.E/e′ ≥ 13
	LAVI < 34ml/m² Ar−A < 0 ΔE/A < 0.5 PAS < 30mmHg IVRT/TE−e′ > 2	LAVI ≥ 34ml/m² Ar−A ≥ 30ms ΔE/A ≥ 0.5 PAS > 35mmHg IVRT/TE−e′ < 2	
LAP 正常	LAP 正常	LAP 升高	LAP 升高

LAP：左房压；E/e′：二尖瓣口舒张期血流频谱 E 峰速度与二尖瓣瓣环运动频谱舒张早期峰值速度的比值；Sep.E/e′：二尖瓣口舒张期血流频谱 E 峰速度与二尖瓣瓣环运动频谱室间隔处舒张早期峰值速度的比值；Lat.E/e′：二尖瓣口舒张期血流频谱 E 峰速度与二尖瓣瓣环运动频谱侧壁处舒张早期峰值速度的比值；Av.E/e′：二尖瓣口舒张期血流频谱 E 峰速度与二尖瓣瓣环运动频谱室间隔处和侧壁处舒张早期平均峰值速度的比值；LAVI：左房容积指数；Ar−A：肺静脉血流频谱 Ar 波持续时间与二尖瓣口舒张期血流频谱 A 峰持续时间的差值；ΔE/A：瓦氏动作后二尖瓣口舒张期血流频谱 E/A 的变化率；PAS：肺动脉收缩压；IVRT：等容舒张时间；TE−e′：QRS 波到 E 峰起始时间间期与 QRS 波到 e′ 峰起始时间间期的差值

（来源于 Nagueh SF, Appleton CP, Gillebert TC, et al. Recommendations for the evaluation of left ventricular diastolic function by echocardiography. J Am Soc Echocardiogr, 2009, 22: 107−133）

表 2-2-3　左室射血分数减低时左室充盈压的超声心动图评价

E/A、E			
E/A < 1 且 E ≤ 50 cm/s	E/A < 1 且 E > 50cm/s 或 1 ≤ E/A < 2		E/A ≥ 2 DT < 150ms
	E/e′ < 8 E/Vp < 1.4 S/D > 1 Ar–A < 0 ΔE/A < 0.5 PAS < 30mmHg IVRT/TE–e′ > 2	E/e′ > 15 E/Vp > 2.5 S/D < 1 Ar–A ≥ 30ms ΔE/A ≥ 0.5 PAS > 35mmHg IVRT/TE–e′ < 2	
LAP 正常	LAP 正常	LAP 升高	LAP 升高

LAP：左房压；E/A：二尖瓣口舒张期血流频谱 E 峰速度与 A 峰速度的比值；E：二尖瓣口舒张期血流频谱 E 峰速度；Vp：二尖瓣口舒张期血流传播速度；E/e′：二尖瓣口舒张期血流频谱 E 峰速度与二尖瓣瓣环运动频谱舒张早期峰值速度的比值；S/D：肺静脉血流频谱收缩波与舒张波速度的比值；Ar–A：肺静脉血流频谱 Ar 波持续时间与二尖瓣口舒张期血流频谱 A 峰持续时间的差值；ΔE/A：瓦氏动作后二尖瓣口舒张期血流频谱 E/A 的变化率；PAS：肺动脉收缩压；IVRT：等容舒张时间；TE–e′：QRS 波到 E 峰起始时间间期与 QRS 波到 e′ 峰起始时间间期的差值

（来源于 Nagueh SF, Appleton CP, Gillebert TC, et al. Recommendations for the evaluation of left ventricular diastolic function by echocardiography. J Am Soc Echocardiogr, 2009, 22: 107–133）

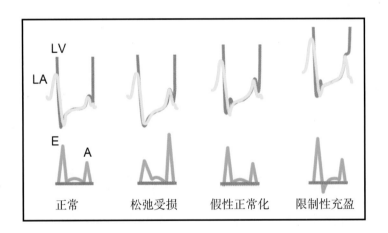

图 2-2-6　左室舒张充盈形式

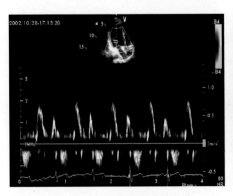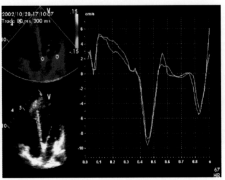

图 2-2-7　正常人左室舒张功能正常

　　左图显示 E/A > 1，右图显示 e′ /a′ > 1，二者一致

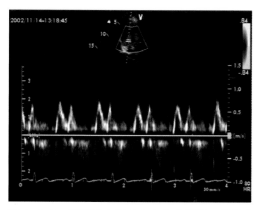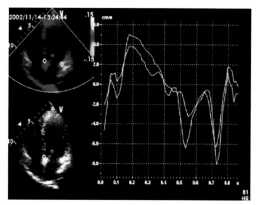

图 2-2-8 扩张型心肌病患者左室假性正常化充盈

左图显示 E/A＞1，右图显示 e′/a′＜1，二者不一致

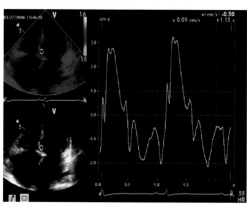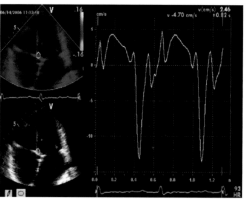

图 2-2-9 左图为限制型心肌病患者，心肌松弛性减低，e′＜8cm/s 且 e′/a′＜1；右图为缩窄性心包炎患者，心肌松弛性正常，e′＞8cm/s 且 e′/a′＞1

小结

多普勒超声心动图是目前无创性评价左室舒张功能的重要方法，它在估测左室充盈压、指导临床治疗和估计预后等方面具有非常重要的应用价值。在临床实际工作中，只要把文中介绍的几种技术方法结合起来，就能够对左室舒张功能做出比较全面和正确的评价。

第三节 超声心功能测定之左室收缩功能

▶ 视频目录

导读

　　人体的正常新陈代谢所需依赖于心脏的正常泵血功能，也就是正常的心排血量。如果说，心室的舒张是产生心排血量的基础，那么心室的收缩就是泵出心排血量的过程。左心室正常收缩，才能完成心脏泵血的基本功能，以满足机体所需。因此，左室收缩功能的正确评价，对临床诊疗和预后具有重要的意义。

　　心脏在循环系统中的地位不言而喻，其核心作用就是泵出血液以适应机体新陈代谢的需要。所以，简单而言，心排血量就是衡量心泵功能的基本指标。左室舒张，是左心室产生正常心排血量的生理基础，而左室收缩，则是泵出心排血量的过程。这个过程，与心脏舒张一样，也是一个极其复杂、影响因素众多的生理过程。

　　左室收缩功能主要指左室心肌收缩力，左室压力 – 容积关系可反映其收缩功能（图 2-3-1）。当收缩功能正常时，可以泵出能满足机体需要的心排血量，反之则心排血量减低。收缩功能降低，常出现在舒张功能受损之后，其衰竭的程度是评估许多心血管疾病，如缺血性心脏病、心肌病、心脏瓣膜病和先天性心脏病临床转归的重要指标。因此，正确评价收缩功能是否受损及严重程度对临床诊疗和预后至关重要。

　　超声心动图对左室收缩功能可以进行定性及定量评价，包括左室整体收缩功能及局部收缩功能，已经成为临床无创评价心室收缩功能的重要方法。

一、左室整体收缩功能的超声评价方法

　　正确评价左室整体收缩功能就是准确计算左室容量的问题。对于规则几何体（图 2-3-2），根据经典数学公式，很容易做到准确计算。如长方体，$V = abc$（a，b，c 分别为长方体的长、宽、高）；球体，$V = 4/3\pi r^3$（r 为球体的半径）；椭圆体，$V = 4/3\pi ab^2$（a，b 分别为椭圆体长轴和短轴的半径）。我们知道，左心室是不规则的几何体，因此需要根据经验公式进行评估。

　　1. M 型超声心动图　获得标准心室波群，需要强调的是要将 M 型取样线垂直于左室长轴，置于腱索水平（图 2-1-1）；在舒张末期测量 Dd，收缩末期测量 Ds，否则很小的误差代入计算容积公式后三次方则产生较大的误差。常用测量指标为左室舒张末期内径（Dd）、左室收缩末期内径（Ds）、左室舒张末期容积（EDV）、左室收缩末期容积（ESV）、短轴缩短率（FS）、左室射血分数（EF）、每搏量（SV）、心排血量（CO）、心指数（CI）等。

　　该法应用的前提是设定左心室形状类似椭球体，左心室各部位室壁的运动均匀一致，对于左室变形、有明显节段性运动异常的患者有较大局限性。一般用 Pombo 公式法，对于左室扩大者，

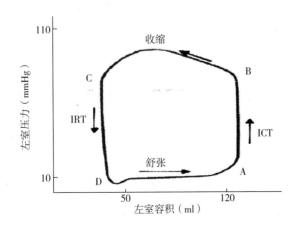

图 2-3-1　**左室压力 – 容积关系**

IRT：等容舒张时间；ICT：等容收缩时间

用校正的 Teichholz 公式法。

2. **二维超声心动图** 标准心尖四腔心或二腔心切面，描记左室舒张末期和收缩末期心内膜轨迹，根据简化 Simpson 法计算左室容积（图 2-3-3）。

Simpson 法的数学基础是，不管物体形状如何，该物体的容积等于该物体切成多等份圆柱体的容积总和，每一圆柱体可根据椭圆体计算容积。而简化 Simpson 法，取心尖正交两切面（四腔和二腔），沿左室长轴将左心室分为 20 等份圆柱体，各圆柱体容积之和即为左心室容积。

Simpson 法适用于形态异常左室功能测定，尤其适用于伴有室壁节段性运动异常的冠心病患者，但测定和计算方法复杂，对于未能显示心尖、心内膜显示不满意的存在较大局限性。对于运动异常的室壁刚好在心尖四腔心或二腔心上的，会低估心功能，反之则会高估心功能。

声学定量技术是根据回声信号，仪器自动识别组织血液界面，跟踪勾画心内膜轮廓，采用单平面 Simpson 法计算左室容量的方法。

3. **三维超声心动图** 单平面或双平面 Simpson 法评估心功能容易低估或高估，三维超声心动图增加了更多的平面，更全面（图 2-3-4、图 2-3-5）。缺点是烦琐耗时和对清晰显示心内膜的依赖性。

利用造影剂二次谐波成像的方法清晰勾画心内膜位置，再从二维到三维，则可提高测量容积的准确性（图 2-3-6 ~ 图 2-3-8）。

4. **多普勒超声心动图**

（1）脉冲多普勒方法测量 SV 和 CO（图 2-3-9）：胸骨旁左心长轴切面测量主动脉瓣口直径（D），心尖五腔心切面获得主动脉瓣口血流频谱，描记速度 – 时间积分（VTI），$SV = \pi \times (D/2)^2 \times VTI$。

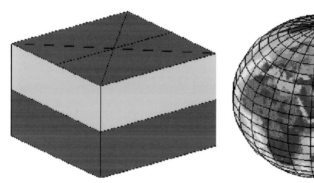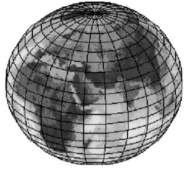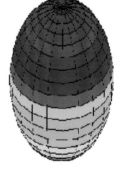

图 2-3-2 规则几何体

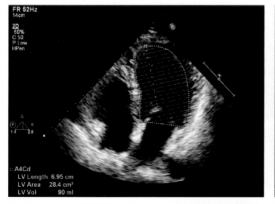

图 2-3-3 心尖四腔心 Simpson 法测量左室收缩功能

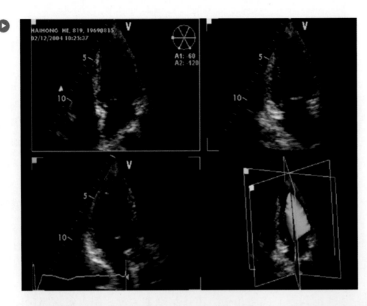

图 2-3-4　三平面实时三维超声心动图测量左室收缩功能

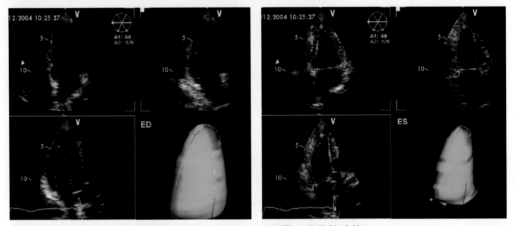

图 2-3-5　三平面实时三维超声心动图 Simpson 法测量左室收缩功能
　　左图为舒张末期，右图为收缩末期

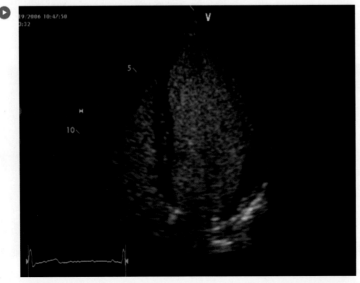

图 2-3-6　左心声学造影

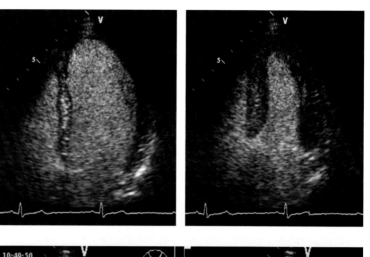

图 2-3-7 左心声学造影二维超声心动图

左图为舒张末期，右图为收缩末期

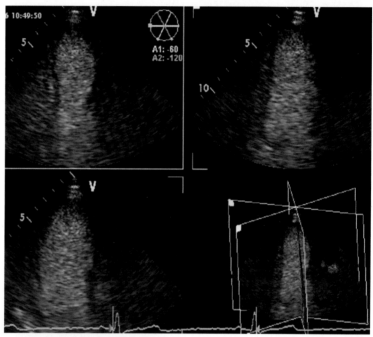

图 2-3-8 左心声学造影三维超声心动图

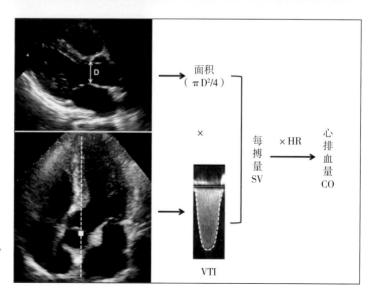

图 2-3-9 脉冲多普勒方法测量 SV 和 CO

（2）连续多普勒测量左室 dp/dt（图 2-3-10）：dp/dt 是等容收缩期左室压力的最大上升速率，它反映了左室心肌的收缩性能。具体方法为：在心尖四腔心切面获得二尖瓣反流频谱，在连续波多普勒记录的二尖瓣反流频谱上，测量速度 1.0m/s 和 3.0m/s 之间的时间间期（T）。

在整个等容收缩期左房压力没有明显变化，所以等容收缩期二尖瓣反流的速度变化反映了左室压力的变化。因此，该法测定的前提是有二尖瓣反流，且反流速度大于 3.0m/s。dp/dt = 32mmHg/ T，正常情况下 dp/dt ≥ 1200mmHg/ s。

5. 时间指标——经典的心功能指标　评价左室整体收缩功能的时间指标有：射血前期（PEP)、射血时间（ET）、PEP/ET、等容收缩时间（ICT）（图 2-3-11 ～图 2-3-14）等。

6. 心肌做功指数——Tei 指数　Tei 指数 =（a-b）/b=（IRT+ICT）/ET，可用上述两种方法测量，即二尖瓣口血流频谱和组织多普勒频谱测量（图 2-3-13 ～图 2-3-15）。

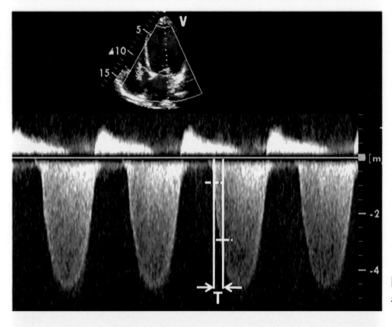

图 2-3-10　二尖瓣反流连续多普勒频谱测量左室 dp/dt

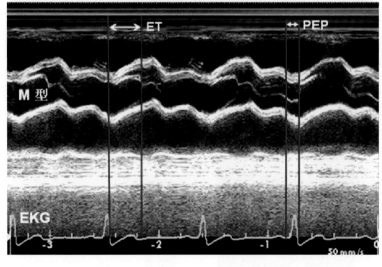

图 2-3-11　主动脉瓣 M 型曲线测量 ET 和 PEP

ET 为主动脉瓣开放 K 点至关闭 G 点之间的时间，PEP 为心电图 QRS 波起点至主动脉瓣开放 K 点之间的时间

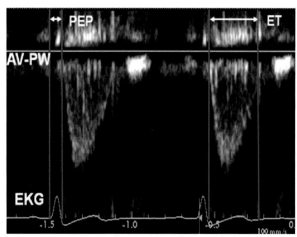

图 2-3-12　**主动脉瓣口频谱测量 ET 和 PEP**

ET 为主动脉瓣口频谱起始点至终止点之间的时间，PEP 为心电图 QRS 波起点至主动脉瓣口频谱起始点之间的时间

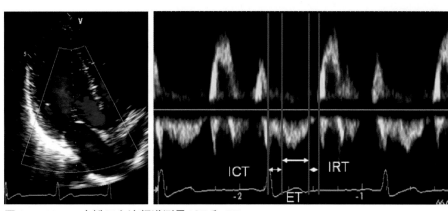

图 2-3-13　**二尖瓣口血流频谱测量 ICT 和 ET**

取心尖左心长轴切面，将 PW 取样容积置于二尖瓣口红色血流与左室流出道蓝色血流之间，ICT 为 A 峰终点至左室流出道收缩期频谱起始点之间的时间，ET 为左室流出道收缩期频谱起始点至终止点之间的时间

ICT：等容收缩时间；ET：射血时间；IRT：等容舒张时间

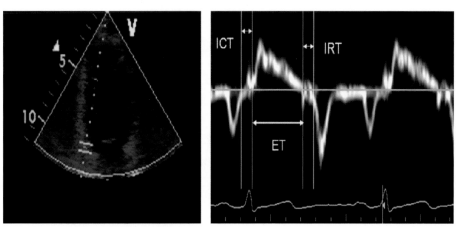

图 2-3-14　**组织多普勒频谱测量 ICT 和 ET**

取心尖四腔心切面，将 PW 取样容积置于室间隔二尖瓣环处，ICT 为 a′ 终点至 s′ 起点之间的时间，ET 为 s′ 起点至终点之间的时间

ICT：等容收缩时间；ET：射血时间；IRT：等容舒张时间

二、左室局部收缩功能的超声评价方法

评价左室局部收缩功能必须熟悉左室壁节段划分，目前常用的左室壁节段划分法有 1989 年美国超声心动图协会推荐的 16 节段划分法和 2002 年美国心脏病学会推荐的 17 节段划分法。

1. 目测法　根据二维超声心动图目测法，将室壁运动分为运动增强或运动正常、运动减低、运动消失、矛盾运动、室壁瘤形成，分别记为 1、2、3、4、5 分（图 2-3-16）。室壁运动记分指数（WMSI）= 各节段记分的总和 / 节段数，正常 =1，WMSI 越大，室壁运动越差。

虽然目测法估计室壁运动有一定的主观性，但笔者认为有经验的心超医师完全可以做出准确判断。其中，观察心内膜的位移和节段室壁增厚率是主要方法。正常情况下，心内膜位移大于 5mm，室壁增厚率大于 30%。

2. 组织多普勒

（1）组织速度成像（tissue velocity imaging）：组织速度成像测量局部心肌的运动速度，反映局部心肌的收缩功能（图 2-2-4、图 2-3-17）。

（2）组织追踪成像（tissue tracking imaging）：组织追踪成像测量局部心肌的位移，可用二维彩色显示半定量分析，亦可用时间位移曲线定量分析（图 2-3-18 ~ 图 2-3-20）。

（3）应变和应变率成像（strain and strain rate imaging）：应变反映心肌在张力的作用下发生变形的能力，常用心肌长度的变化值占心肌原长度（即不受外力作用时）的百分数表示。应变率是应变的时间导数，反映心肌发生变形的速度，单位为 1/s（图 2-3-21 ~ 图 2-3-24）。

3. 斑点追踪成像（speckle tracking imaging）　在二维图像上，利用斑点追踪技术（speckle tracking）自动追踪感兴趣区内心肌组织中各点在心动周期的运动轨迹，计算感兴趣区中各室壁节段心肌的变形。由于斑点追踪技术与组织多普勒频移无关，因此不受声束方向与室壁运动方向间夹角的影响，没有角度依赖性。

整个左心室大约由 30% 的环形肌和 70% 的纵行肌纤维组成，包括内、外层的螺旋形肌束和中层的环形肌束。整个左心室运动也由此可分解成纵向运动、径向运动、圆周运动、旋转运动（图 2-3-25 ~ 图 2-3-29）。

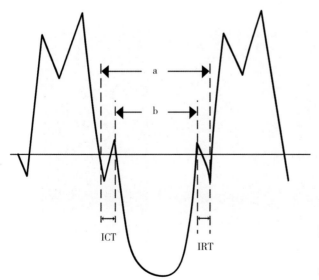

图 2-3-15　Tei 指数测量

　　ICT：等容收缩时间；IRT：等容舒张时间

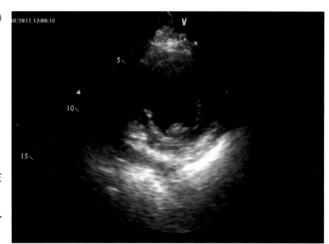

图 2-3-16 乳头肌水平左室短轴切面，显示前壁、前间隔室壁运动减低，各计为 2 分

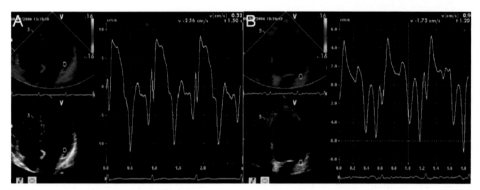

图 2-3-17 A. 正常人组织速度曲线图；B. 扩张型心肌病患者，收缩期心肌运动速度明显减低

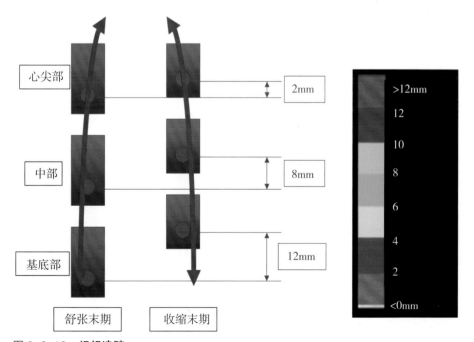

图 2-3-18 组织追踪

不同部位室壁不同大小的位移用不同颜色表示，即彩色编码技术

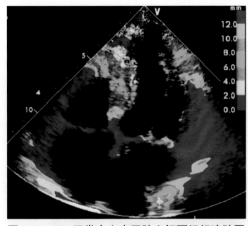

图 2-3-19　正常人心尖四腔心切面组织追踪图
　　显示室间隔和左室侧壁不同节段的位移幅度，可见从心尖部到基底部位移逐渐增加

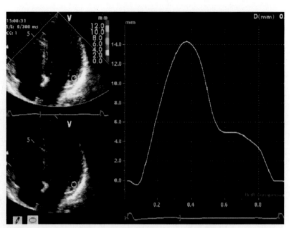

图 2-3-20　组织追踪成像时间 – 位移曲线

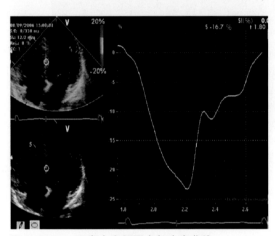

图 2-3-21　正常人室间隔中部应变曲线
　　该曲线可显示室壁应变在心动周期中的瞬时变化

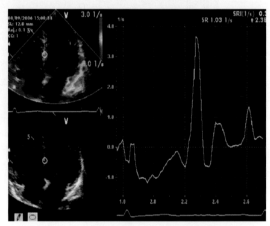

图 2-3-22　正常人室间隔中部应变率曲线
　　收缩期室间隔收缩变短，应变率为负值，显示在曲线下方；舒张期室间隔舒张变长，应变率为正值，显示在曲线上方

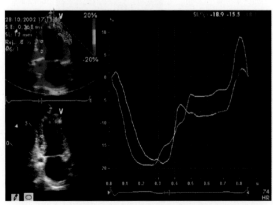

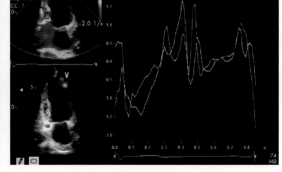

图 2-3-23　正常人左室壁各部位应变和应变率基本相等
　　左图为应变曲线，右图为应变率曲线

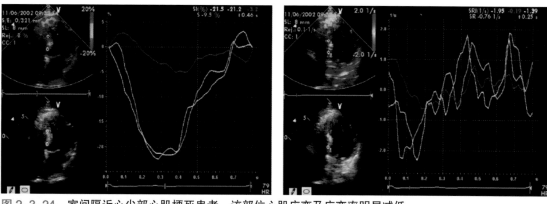

图 2-3-24 室间隔近心尖部心肌梗死患者，该部位心肌应变及应变率明显减低

左图为应变曲线，右图为应变率曲线

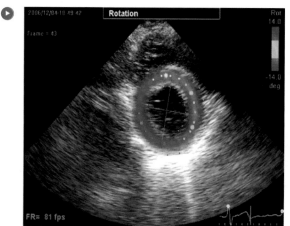

图 2-3-25 斑点追踪成像显示心肌旋转运动

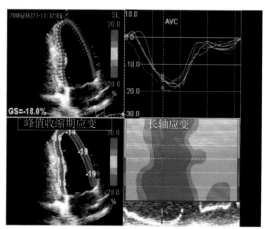

图 2-3-26 斑点追踪成像测量心肌纵向运动

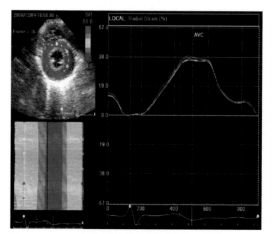

图 2-3-27 斑点追踪成像测量心肌径向运动

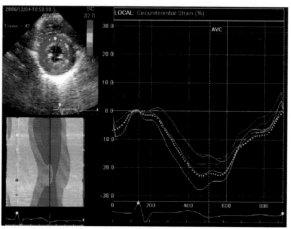

图 2-3-28 斑点追踪成像测量心肌圆周运动

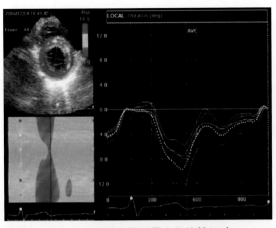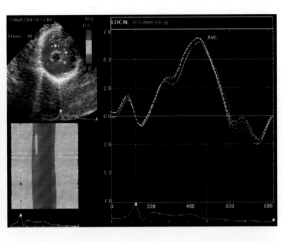

图 2-3-29   斑点追踪成像测量心肌旋转运动

　　左图为基底部室壁，从心尖向心底看为顺时针旋转（中部室壁运动与基底部相同）；右图为心尖部室壁，从心尖向心底看为逆时针旋转，因此收缩期整体心肌的运动类似于"挤毛巾"样运动

小结

　　超声心动图是目前无创性评价左室收缩功能的重要方法，它在指导临床治疗和估计预后等方面具有非常重要的应用价值。各种评价方法均有其优势和局限性，在临床实际工作中，要把各种技术方法结合起来，从而对左室收缩功能做出比较全面和正确的评价。

第四节   超声心功能测定之右室功能

▶ 视频目录

视频 2-4-5：三平面实时三维超声心动图测量右室收缩功能

导读

　　相对左室而言，右室功能测定是一个被忽视的新领域。由于右室形态不规则、结构复杂的特点，使得右室功能的准确评价难度颇大，但随着对右心疾病的研究深入，右室功能在许多心脏疾病中的重要作用越来越凸显。因此，作为心超医师，有必要认识并正确评估右室功能。

　　右心室的心腔是一个不规则的几何体，室壁薄，流入道与流出道不在一个平面上，且肌小梁粗大，心内膜不光滑，因此造成了右心收缩力弱、后负荷小、顺应性较大的生理特点。

　　独特的解剖和形态学特点，本已使得右心室的功能测定与左心室相比显得更加困难，再加上人们对右心室在循环系统中的作用认识不足，以及右室功能众多的影响因素，使得右室功能的测定尴尬地成为一个被忽视和困难重重的领域。

近年随着心脏病学的进展，一些研究发现，右室功能正常与否直接影响整个循环系统的功能。同时，右室功能的准确评价对临床诊疗非常有裨益和指导意义，比如对于先天性心脏病手术术式的选择，对于心肌梗死后左室功能失调患者发生心力衰竭的预测等。所以，右室功能的研究日益受到重视。

目前，磁共振成像技术最为准确，是评价右室收缩功能的金标准。而超声心动图作为一项最简便、最实用的技术，应作为一项常规技术用于评价右室功能。

一、右室舒张功能的测定

右室舒张功能是构成总体心泵功能的一部分，因此，右心舒张功能不全，必定会影响整个循环系统的功能。当右室扩张，容量和压力升高，通过心包的限制作用使得左室顺应性下降，从而产生左室舒张功能障碍性心力衰竭的症状。而许多累及心肺的疾病如右室心肌梗死、右室心肌淀粉样变性、肺循环高压、高血压病、冠心病等可以引起右室舒张功能异常，导致右室舒张期压力升高，体循环静脉压升高，出现与收缩功能不全类似的临床症状。

右室充盈与左心室类似，因此对左室充盈方面的测量指标同样适用于右心室。常用的评价方法包括三尖瓣口血流频谱、三尖瓣环侧壁的组织多普勒频谱、肝静脉的脉冲多普勒频谱、下腔静脉内径及塌陷等。常用测量指标为 E/A、E 峰减速时间、E/e' 和右心房大小。

1. 三尖瓣口舒张期血流频谱（图 2-4-1）　包括三尖瓣口舒张早期峰值速度 E，三尖瓣口心房收缩期峰值速度 A，E/A，E 峰减速时间（EDT）等。

参考值：E 峰：（57±8）cm/s；A 峰：（39±6）cm/s；E/A：>1；EDT：（225±28）ms。

2. 三尖瓣环侧壁组织多普勒频谱（图 2-4-2）　用于评价右室心肌组织的运动，减少了容量负荷对心室舒张功能的影响。组织多普勒法测定右室心肌舒张早期速度 e'，联合三尖瓣口血流频谱，能可靠反映右室血流动力学指标的改变。

3. 右室等容舒张时间（IRT）（图 2-4-3）　IRT 是从肺动脉瓣关闭到三尖瓣开放的时间，易受心率、肺动脉压和右房压影响，随肺动脉收缩压的增加而增大，参考值为 40~90ms。

4. 右心房的大小和容积　与左心房的大小与容积应纳入判断左室舒张功能的参考指标一样，右心房的大小和容积应纳入判断右室舒张功能的参考指标。

简单地说，如果心室舒张功能减低，则心房向心室血流充盈受限，心房淤血，容积增大。如果上述指标测值反映心室舒张功能减低，但心房并无扩大，则对临床影响不大。

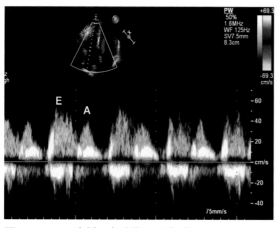

图 2-4-1　三尖瓣口舒张期血流频谱

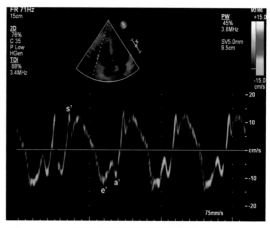

图 2-4-2　三尖瓣环侧壁组织多普勒频谱

对于右室舒张功能的分级评价，参考如下：E/A < 0.8，提示右室松弛功能受损；E/A：0.8~2.1 伴 E/e′ > 6，或肝静脉明显的舒张期血流，提示右室舒张功能中度受损（假性正常化）；E/A > 2.1 伴 E 峰减速时间小于 120ms，提示右室限制性充盈障碍。

二、右室收缩功能的测定

与左心室一样，右室收缩功能同样包含整体收缩功能及局部收缩功能，超声可以对其进行定性和定量评价。但由于右心室形态复杂，很难以数学模型进行模拟，因此测量的难度远远大于左室。

由于右心室易耐受容量负荷但不易耐受压力负荷，评价右室收缩功能的指标应注意矫正后负荷的影响。因此，某些用于评价左室收缩功能的较好指标，应用于右心室时不一定适宜。

1. 二维超声心动图（图 2-4-4）　由于右心室的结构特点，基于心尖四腔心或心尖右室两腔心的 Simpson 公式法测定右室收缩功能不够准确，且受到后负荷的显著影响，临床并不常用。

另外，可用该方法测量右室面积变化分数（FAC）反映右室收缩功能。FAC =（右室舒张末期面积 - 右室收缩末期面积）/ 右室舒张末期面积 ×100%，心尖四腔心切面测量，FAC 小于 35% 提示右室收缩功能减低。

2. 三维超声心动图　右心室的结构特点，使得二维超声心动图技术评价右心容积参数误差较大，研究表明，经胸实时三维超声心动图不依赖于心室几何形状假设，与磁共振技术所测结果

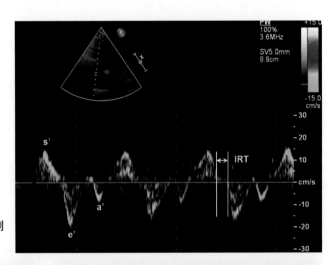

图 2-4-3　三尖瓣环侧壁组织多普勒频谱测量右室 IRT

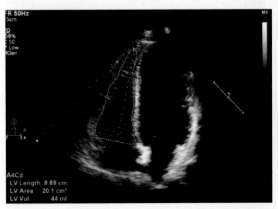
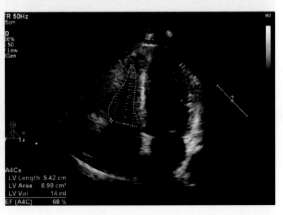

图 2-4-4　心尖四腔心 Simpson 法测量右室收缩功能

高度一致，为临床评价右室容积提供了新的途径（图 2-4-5、图 2-4-6）。

3. 三尖瓣环收缩期位移（TAPSE） 心尖四腔心切面，M 型取样线置于三尖瓣侧瓣环，测量三尖瓣环从舒张末期至收缩末期的位移（图 2-4-7）。此方法是评价右室游离壁在长轴方向上的收缩功能，与核素右室造影测得的右室射血分数（RVEF）有良好的相关性。TAPSE 小于16mm，提示右室收缩功能减低。

4. 组织多普勒三尖瓣 s′ 心尖四腔心切面，组织多普勒取样容积置于右室游离壁瓣环，测量收缩期 s′（图 2-4-2）。该指标易测量，可靠性和重复性好，与放射性核素血管造影测量的 RVEF 有良好的相关性。s′ 小于 10cm/s，提示右室收缩功能减低。

5. 右室 Tei 指数 心尖四腔心切面，组织多普勒取样容积置于右室游离壁瓣环处。Tei 指数 =（右室 ICT+ 右室 IRT）/ 右室 ET × 100%（图 2-4-8）。

该指标反映右室整体功能，包含收缩和舒张功能，是评价右室功能的重要指标，与肺动脉平均压有较好的相关性。应在同一心动周期内测量，不适于心律失常和右房压增高患者。

6. 右室 dp/dt dp/dt 是右心室内压力最大上升速率，是反映等容收缩期右室收缩功能的重要指标，可敏感地反映右室心肌收缩力的变化。具体方法是根据三尖瓣反流获得，具有不受右室后负荷的影响且测量较为简便的优点。

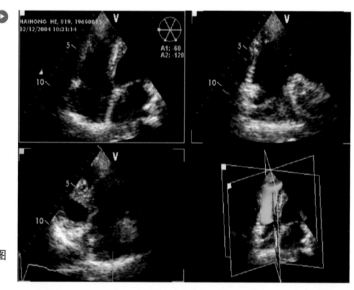

图 2-4-5　三平面实时三维超声心动图测量右室收缩功能

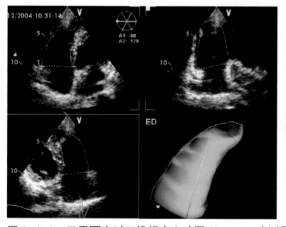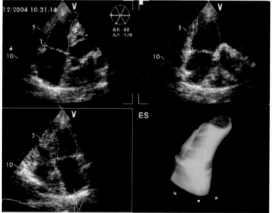

图 2-4-6　三平面实时三维超声心动图 Simpson 法测量右室收缩功能（左图为舒张末期，右图为收缩末期）

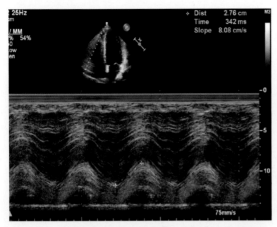

图 2-4-7　M 型超声心动图测量 TAPSE：27.6mm

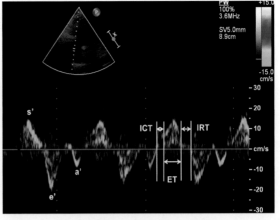

图 2-4-8　组织多普勒测量右室 Tei 指数
ICT：等容收缩时间；IRT：等容舒张时间；ET：射血时间

小结

　　右室功能的测定受其自身形态、结构特点的影响，较之左室功能测定困难许多。超声心动图的价值不仅仅在于评估肺动脉压力，对右心功能不全的病情评价和预后评估都具有重要的临床意义。掌握文中提到的检测指标并了解其适用条件，是心超医师客观、全面评价右室功能的前提条件。

第三章

切面篇

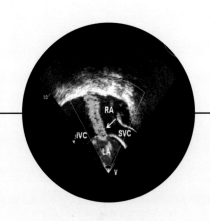

第一节　手把手教你做心超切面

导读

　　超声心动图是心脏检查不可或缺的工具，做好心超切面是对心超医师的基本要求。本文将根据笔者的临床经验和体会，介绍心超切面的操作手法和技巧。

　　心超切面，对于心超初学者而言，有些陌生得不知所措；而对于合格的心超医师来说，早已熟悉得无需多言。毫无疑问，切面是心超医师最基本的素质和要求。每一个切面的完美呈现，除患者的自身条件受限外，更多的是需要多年的手法练习和实践，是对心脏解剖的空间结构、毗邻关系的深刻理解和想象。

　　高手检查心脏，在探头的按压、旋转、倾斜、滑行间，转瞬之间就可能变换出若干不同的切面，让旁观者眼花缭乱，能真正做到"心有所想，图有所示"，达到心随意动的境界（图3-1-1）。

　　心腔内的结构、心脏的搏动、血液的流动等，都是通过那一帧帧的切面得以呈现在我们眼前的。不同的声窗，对应着不同的切面；不同的切面，也对应着不同的观察内容和重点。探头的方向和角度的偏移，会导致切面的极大变化，当然，这些演绎出的切面也给我们提供了更多观察心脏的角度和视野。

　　因此，针对不同的患者，在熟谙常规心超切面的基础上，琢磨体会，真正了解超声切面图像所对应的解剖结构，然后，手随图动，才能演绎出更多的、更丰富的其他心脏超声切面图像。

一、心脏超声的声窗及标准切面

心脏超声常用四个声窗：胸骨左缘、心尖、剑突下和胸骨上窝，对于右位心患者，还要使用胸骨右缘声窗（图 3-1-2、图 3-1-3）。

1. 胸骨左缘

（1）标准切面：左心长轴切面（图 1-2-1）、心底短轴切面（图 1-2-2）、左室短轴切面（二尖瓣水平、乳头肌水平、心尖水平）（图 1-1-4 ~ 图 1-1-6）、四腔心切面（图 3-1-4）。

（2）衍生出的切面：胸骨左缘的心尖切面（图 3-1-5）、右室流入道长轴切面、右室流出道长轴切面（图 3-1-6）、左心耳切面、肺动脉主干及其分支切面（图 3-1-7）。

右室流入道长轴切面的做法是，在胸骨旁左心长轴切面的基础上，探头稍向下倾斜并顺时针旋转（图 1-2-3）。

2. 心尖

（1）标准切面：二腔心切面（图 1-1-7）、三腔心切面（图 1-1-8）、四腔心切面（图 1-1-9）、五腔心切面（图 3-1-8）。

（2）衍生出的切面：四腔心下切面（图 3-1-9）、肺动脉主干长轴切面（图 3-1-10）。

3. 剑突下

（1）标准切面：四腔心切面（图 3-1-11）、双心房切面、下腔静脉长轴切面、腹主动脉长

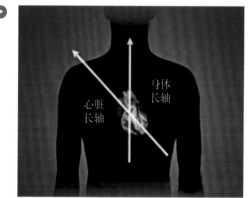

图 3-1-1 心随意动，随心所欲

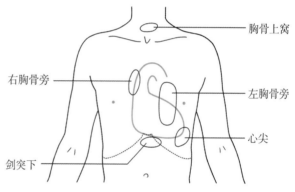

图 3-1-2 声窗

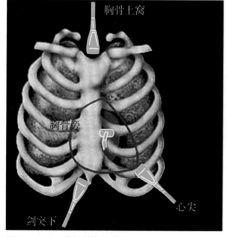

图 3-1-3 探头的位置

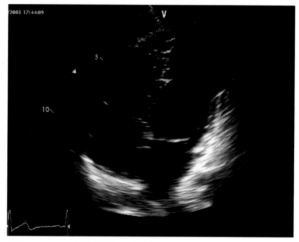

图 3-1-4 胸骨左缘四腔心切面

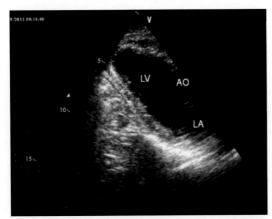

图 3-1-5　胸骨左缘的心尖切面

在胸骨左缘左心长轴切面的基础上，将探头向心尖方向滑行，即可显示左室心尖部。LV: 左心室；AO: 主动脉；LA: 左心房

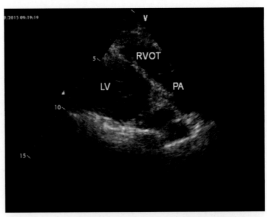

图 3-1-6　右室流出道（RVOT）长轴切面

在胸骨左缘左心长轴切面的基础上，将探头稍向上倾斜并顺时针旋转。LV: 左心室；PA: 肺动脉

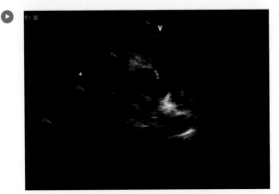

图 3-1-7　肺动脉主干及其分支切面

在心底短轴切面的基础上，让患者进一步左侧卧位并将探头稍向前倾斜

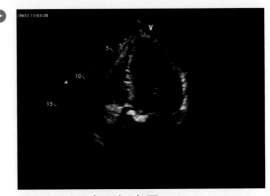

图 3-1-8　心尖五腔心切面

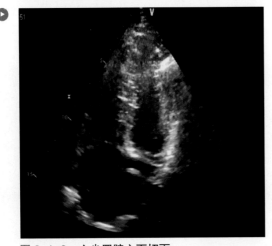

图 3-1-9　心尖四腔心下切面

在心尖四腔心切面的基础上，将探头稍向下倾斜

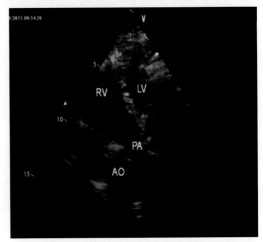

图 3-1-10　心尖肺动脉主干长轴切面

在心尖五腔心切面的基础上，将探头再稍向前倾斜。RV: 右心室；LV: 左心室；PA: 肺动脉；AO: 主动脉

轴切面。

剑突下双心房切面的做法是，在剑突下四腔心切面的基础上，将探头逆时针旋转约45°（图1-2-4）。

（2）衍生出的切面：胸骨左缘的其他切面在剑突下也可以做出来。

4. 胸骨上窝

（1）标准切面：主动脉弓长轴切面。

主动脉弓长轴切面的做法是，探头置于胸骨上窝，与水平线呈15°，左低右高，指向下方（图1-2-5）。

（2）衍生出的切面：右上腔静脉长轴切面（图3-1-12）、永存性左位上腔静脉切面（图3-1-13）。

二、操作技巧：手脑并用，随心所欲

为了解心脏解剖结构之间的空间位置关系，扫查时应注意切面之间的连贯性。我们总结了以下操作技巧（图3-1-14~图3-1-21）。

本文分别从四个常用心脏超声检查的声窗角度，介绍了标准切面及其衍生出的切面。当在胸骨左缘未能扫查到心脏或仅扫查到部分心脏时，则应考虑到右位心的可能，而从胸骨右缘的声窗检查心脏。

右位心包括镜像右位心、右旋心和右移心。镜像右位心和正常左位心正好相反，因此将探头置于胸骨右缘，探头方位与做正常左位心切面时的方位呈镜像，旋转时也呈镜像方向，此时做出来的图像与正常左位心的相同；右旋心的心房正位，心尖和心轴指向胸骨右缘右下方，因此探头方位与正常左位心一致，只是探头置于胸骨右缘并稍旋转，此时做出来的图像亦与正常左位心的相同；右移心是正常左位心受挤

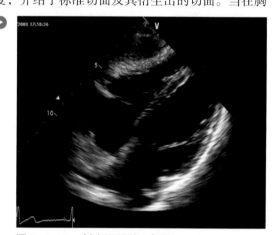

图3-1-11 剑突下四腔心切面

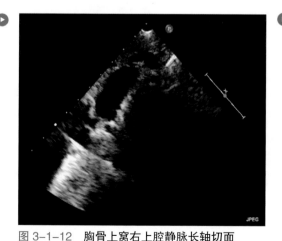

图3-1-12 胸骨上窝右上腔静脉长轴切面

在主动脉弓长轴切面的基础上，将探头稍指向右侧

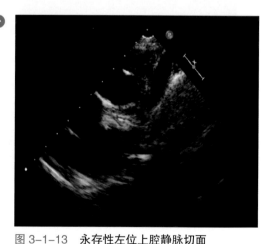

图3-1-13 永存性左位上腔静脉切面

在主动脉弓长轴切面的基础上，将探头向左前方倾斜

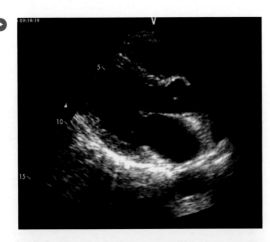

图 3-1-14   技巧（1）

胸骨左缘，从左心长轴切面到右室流入道长轴切面，再回到左心长轴切面，再到右室流出道长轴切面。该手法可快速观察四组瓣膜的结构、活动、血流，了解左右心的大小，以及主动脉与肺动脉之间的交叉关系，肺动脉位于主动脉前方等

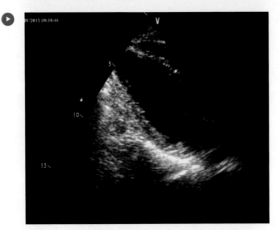

图 3-1-15   技巧（2）

先做到标准的胸骨旁左心长轴切面，然后将探头向左下方滑行，即可得到心尖的观察切面

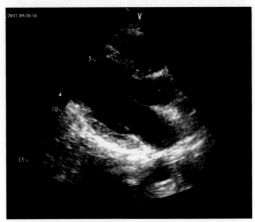

图 3-1-16   技巧（3）

先做到标准的胸骨旁左心长轴切面，再将探头顺时针旋转 45°~90°，得到心底短轴切面

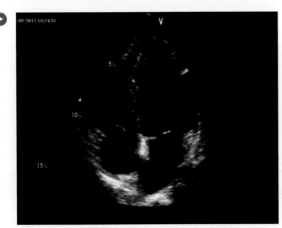

图 3-1-17   技巧（4）

先做到心尖四腔心切面，再将探头逆时针旋转 45°得到心尖二腔心切面，再将探头逆时针旋转 45°得到心尖左心长轴切面

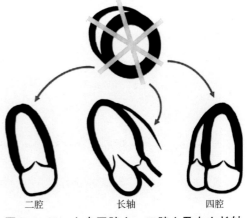

二腔   长轴   四腔

图 3-1-18   心尖四腔心、二腔心及左心长轴切面之间的相互关系及其与左室短轴之间的关系

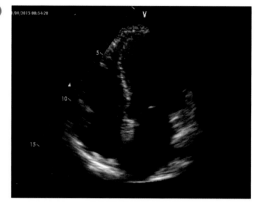

图 3-1-19　技巧（5）

　　先做到心尖四腔心切面，再将探头前倾做到心尖五腔心切面，再将探头前倾做到心尖的肺动脉干长轴切面。此手法可观察主动脉与肺动脉之间的交叉关系，肺动脉位于主动脉前方

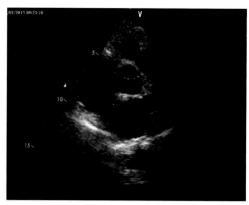

图 3-1-20　技巧（6）

　　先做到心底短轴切面，再将探头稍向心尖方向倾斜得到二尖瓣水平左室短轴切面，再将探头稍向心尖方向倾斜得到乳头肌水平左室短轴切面，再将探头稍下移得到心尖水平左室短轴切面

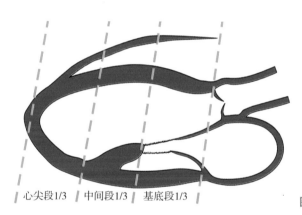

心尖段1/3　中间段1/3　基底段1/3

图 3-1-21　左室长轴与左室短轴之间的关系

压或牵拉心脏向右侧移位，因此探头方位与正常左位心完全一致，只是探头置于胸骨右缘。

　　心超切面，是心脏的解剖与物理空间通过检查者心、脑、手的配合，而呈现在显示屏上的图像。熟悉心脏的解剖结构，发挥丰富的空间想象力，结合娴熟完美的手法，是做好心超切面的基本要求。

小结

　　心超切面是心超医师诊疗的前提，也是超声诊断心脏疾病的基础与根本。因此，熟练掌握心超切面检查技巧，了解切面对应的心脏解剖结构，对心超医师捕捉心脏疾病的各种信息，避免漏诊、误诊是非常重要的。

第二节 使用胸骨旁左心长轴切面诊断容易忽视的心脏疾病

▶ **视频目录**

> **导读**
>
> 胸骨旁左心长轴切面，是通过胸骨左缘声窗最常用的切面之一，在心脏的结构观察及测量中意义重大。学会捕捉那些容易忽视的信息，才能将此切面的价值发挥到极致，从而有效地避免漏诊。本文将细数那些在该切面上容易忽视的心脏疾病。

胸骨旁左心长轴切面（图 1-2-1）是心超医师检查心脏时习惯使用的第一个切面，第一印象非常重要。

该切面包含了丰富的诊断信息，基本结构包括右室游离壁、右室流出道、前室间隔、左心室、左室流出道、主动脉瓣、主动脉根部、二尖瓣及其乳头肌、左室后壁（下侧壁）、左心房等。另外，还包括三个容易忽视的重要结构，即右冠状动脉、冠状静脉窦和胸主动脉。如此众多的信息，检查者往往顾此失彼，不知所措。因此，一个条理清晰、循序渐进的思路显得尤为重要。

根据笔者的经验，我们认为对于此切面的观察，要遵循三个层次的递进顺序：首先观察基本结构，包括心肌、瓣膜和心包；其次判断左、右心室大小；最后观察容易被忽视的结构。

此切面最容易忽视的结构有三个：右冠状动脉、冠状静脉窦及胸主动脉。右冠状动脉扩张，则要考虑右冠状动脉瘘或川崎病的可能；冠状静脉窦扩张，可以引导我们对引起其扩张的相关疾病进行分析；胸主动脉的观察主要是排除主动脉夹层和主动脉瘤，特别是观察到升主动脉增宽的患者，值得我们尤为关注（图 3-2-1）。

一、第一层次

第一层次观察基本结构，包括心肌、瓣膜和心包，最容易忽视的是心包。心肌主要观察前间隔和左室后壁的厚度及运动情况（图 3-2-2）；瓣膜主要观察二尖瓣和主动脉瓣的形态结构及闭合情况，对于二尖瓣，容易忽视的是脱垂、瓣裂等，对于主动脉瓣，很多二叶式主动脉瓣畸形在此切面上即可表现出瓣膜活动异常（图 3-2-3 ~ 图 3-2-6）。心包在心脏的最外层，由于肺气的干扰，观察起来有一定的困难，容易忽视的是心包肿瘤。

二、第二层次

第二层次观察判断左、右心室大小。如果左室形态饱满，则考虑左心室扩大。导致左心室扩大的原因有先天性心脏病、瓣膜性心脏病、心肌病、冠心病、全身性疾病等，我们将在第四章第

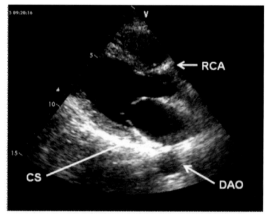

图 3-2-1　胸骨旁左心长轴切面容易忽视的三个重要结构：右冠状动脉（RCA）、冠状静脉窦（CS）和胸主动脉（DAO）

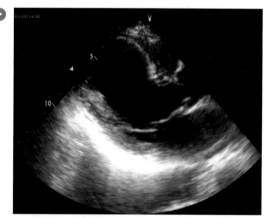

图 3-2-2　心肌梗死

前间隔心内膜心肌回声增强，室壁运动减低

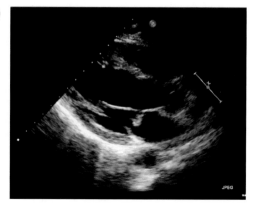

图 3-2-3　二尖瓣前叶脱垂，瓣膜回声正常

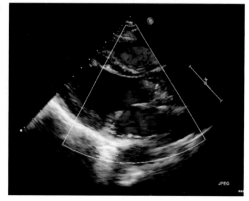

图 3-2-4　二尖瓣向后贴着左房后壁的偏心性中度反流血流信号

一节中讨论。如果室间隔运动变得平直，甚至凸向左室侧，表现为与左室后壁同向运动，右心室形态饱满，则考虑右心室扩大。导致右心室扩大的原因有先天性心脏病、肺动脉栓塞、心肌病、肺源性心脏病、肺动脉高压、冠心病、瓣膜性心脏病等，我们将在第四章第二节中讨论。

三、第三层次

第三层次主要观察三个容易忽视的重要结构，即右冠状动脉、冠状静脉窦和胸主动脉。

1. 右冠状动脉相关疾病　胸骨旁左心长轴切面清晰显示主动脉前壁时，可见右冠状动脉起源于右冠窦（图 3-2-7）。

右冠状动脉扩张，则要考虑右冠状动脉瘘（图 3-2-8 ～ 图 3-2-11）或川崎病（图 3-2-12）的可能。

胸骨旁左心长轴切面未显示右冠状动脉，则要考虑右冠状动脉缺如或右冠状动脉起源异常（图 3-2-13 ～ 图 3-2-15）。

2. 冠状静脉窦相关疾病　冠状静脉窦在此切面上显示在左侧房室沟内，作为冠脉循环的回收站，冠状静脉窦扩张是提示我们某些疾病的重要信号，以这个信号为线索则可找到背后的真相。导致冠状静脉窦扩张的原因包括左位上腔静脉（图 3-2-16 ～ 图 3-2-18）、完全性或部分性肺静脉畸形引流（引

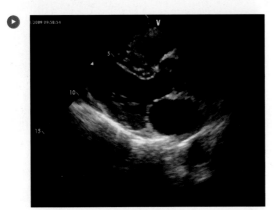

图 3-2-5　二叶式主动脉瓣

此切面上瓣膜形态改变，仅见一个瓣

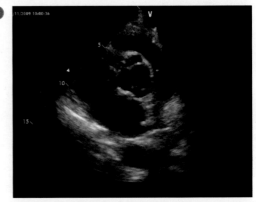

图 3-2-6　右冠瓣与无冠瓣融合未分离，呈左右开放的二叶式主动脉瓣

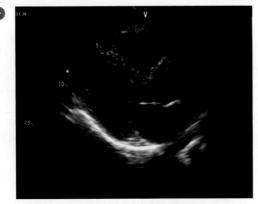

图 3-2-7　胸骨旁左心长轴切面显示右冠状动脉

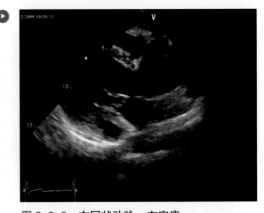

图 3-2-8　右冠状动脉 – 左室瘘

胸骨旁左心长轴切面显示右冠状动脉明显扩张

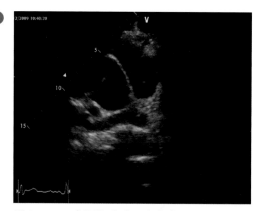

图 3-2-9 右冠状动脉 - 左室瘘

心底短轴切面进一步证实右冠状动脉明显扩张

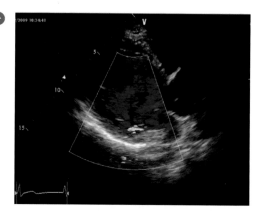

图 3-2-10 右冠状动脉 - 左室瘘

胸骨旁左心长轴切面显示瘘口位于二尖瓣后叶与左室后壁之间

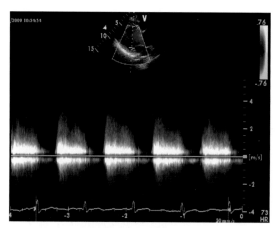

图 3-2-11 右冠状动脉 - 左室瘘

分流处呈舒张期分流频谱

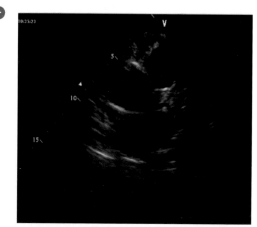

图 3-2-12 川崎病

胸骨旁左心长轴切面显示右冠状动脉瘤

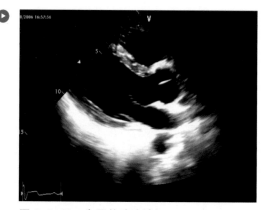

图 3-2-13 右冠状动脉缺如

胸骨旁左心长轴切面未显示右冠状动脉

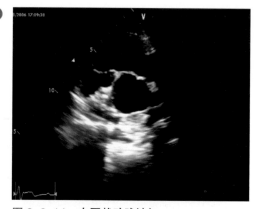

图 3-2-14 右冠状动脉缺如

心底短轴切面显示左冠状动脉主干明显增宽，右冠状动脉仍未显示

流入冠状静脉窦）、冠状静脉窦型房间隔缺损及右心扩大或右侧心力衰竭。关于冠状静脉窦扩张的相关疾病，我们将在第五章第一节中讨论。

3.胸主动脉相关疾病　胸主动脉位于左心房的左后方，该切面主要观察有无主动脉夹层及主动脉瘤，对主动脉夹层的分型有重要作用（图3-2-19）。

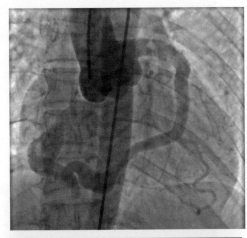

图 3-2-15　右冠状动脉缺如

非选择性冠状动脉造影显示右冠状动脉缺如，左冠状动脉粗大扭曲并瘘入右心室

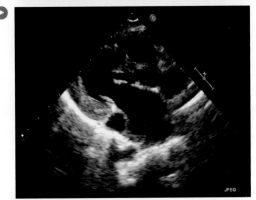

图 3-2-16　左位上腔静脉

左侧房室沟内显示增粗的冠状静脉窦

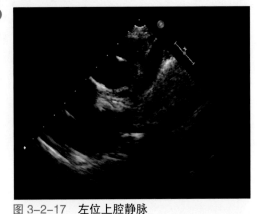

图 3-2-17　左位上腔静脉

胸骨上窝切面显示胸主动脉左前方下行的左位上腔静脉

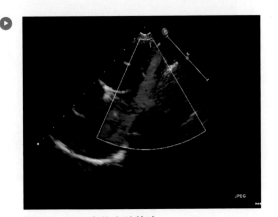

图 3-2-18　左位上腔静脉

CDFI 显示左位上腔静脉血流呈蓝色

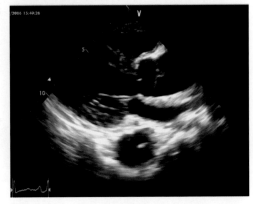

图 3-2-19　I 型主动脉夹层

胸骨旁左心长轴切面显示升主动脉及胸主动脉均增宽，其内均可见撕裂的内膜光带

小结

细节决定成败。胸骨旁左心长轴切面是诊断心脏疾病的一个重要切面，除常规观察基本结构外，对容易忽视结构的认知，将会有效地避免漏诊和误诊。

第三节 使用心底短轴切面诊断容易忽视的心脏疾病

▶ **视频目录**

导读

心底短轴切面，是通过胸骨左缘声窗最常用的短轴切面之一，在心脏的检查中有着不可忽视的重要作用。熟练运用该切面并分析其提供的丰富信息，才能将此切面的价值发挥到极致。本文将细数那些使用该切面应注意的问题以及那些容易忽视的心脏疾病。

胸骨左缘是检查心脏的一个重要声窗，通过此声窗显示的若干心超切面，很好地显示了心脏大血管的解剖结构、空间关系及其功能状态。而心底短轴切面，是在胸骨旁左心长轴切面对心脏建立了初步印象后，继续探索心脏奥秘的一个不可或缺的重要切面。获知心底位置的更多更详尽的诊断信息，将进一步揭开某些心脏疾病的神秘面纱。

先做到标准的胸骨旁左心长轴切面，再将探头顺时针旋转 45°~90°，即可得到心底短轴切面（图 1-2-2）。

此切面上，以主动脉为中心，显示的基本结构包括：主动脉根部、冠状动脉窦、主动脉瓣、左右冠状动脉、室间隔、左心房、房间隔、右心房、三尖瓣、右心室、右室前壁、右室流出道、肺动脉瓣、肺动脉主干、主-肺动脉间隔。探头略作调整后，尚可显示左心耳、左上肺静脉、左右肺动脉、胸主动脉等。

根据笔者的经验，我们认为除了观察常规结构之外，此切面应重视的问题是：室间隔缺损的分型；室间隔缺损与右窦瘤破入右心室的鉴别。此切面容易被忽视的结构主要有：主动脉瓣瓣叶数目、冠状动脉、主-肺动脉间隔、房间隔连续性、右室流出道、肺动脉瓣、肺动脉主干、左右肺动脉、左心耳。

一、此切面应重视的问题

1. 室间隔缺损的分型　Feigenbaum 的教科书 *Echocardiography* 对室间隔缺损 (VSD) 的分型广为国内外所认同，它将室间隔缺损分为膜周部型、流出道型（包括嵴下型、嵴上型）、肌部型、流入道型。此切面上可以显示膜周部型和流出道型（图 3-3-1，图 3-3-2）。

2. 室间隔缺损与右冠窦瘤破入右心室的鉴别　在心底短轴切面上，膜周部型或流出道型室间隔缺损需与右冠窦瘤破入右心室鉴别，尤其是室间隔缺损合并膜部瘤形成时更需鉴别（图 3-3-3）。两者发生的部位不同，前者位于主动脉瓣水平之下，后者位于主动脉瓣水平之上；两者分流的时相不同，前者为收缩期左向右分流，后者为双期左向右分流。心尖五腔心切面可以清晰显示两者发生的部位（图 3-3-4 ~ 图 3-3-6）。

需要注意的是，室间隔缺损、右冠窦瘤破入右心室和主动脉瓣右冠瓣脱垂常常同时存在，又称室间隔缺损三联征。

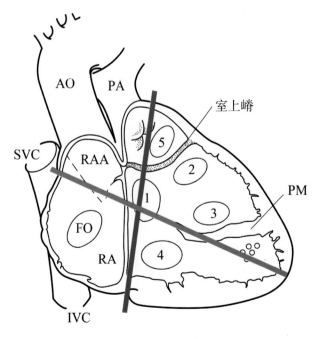

图 3-3-1　室间隔解剖
　　从右室面看室间隔，蓝线为心脏长轴，红线为心脏短轴切面探头的方位。AO：主动脉；PA：肺动脉；SVC：上腔静脉；IVC：下腔静脉；RAA：右心耳；FO：卵圆窝；RA：右心房；PM：乳头肌。①、②、③、④、⑤分别为膜周部、嵴下、肌部、流入道、嵴上室间隔所在位置

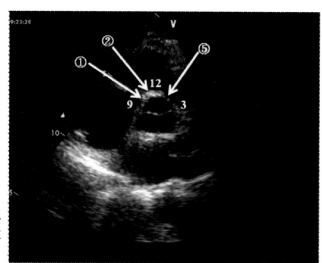

图 3-3-2 心底短轴切面

图中 12 点钟所示即为室上嵴的位置，①膜周部型，9~11 点钟；②嵴下型，11~12 点钟；⑤嵴上型，12 点钟至肺动脉瓣水平，位于肺动脉干和主动脉干的下方，又称干下型

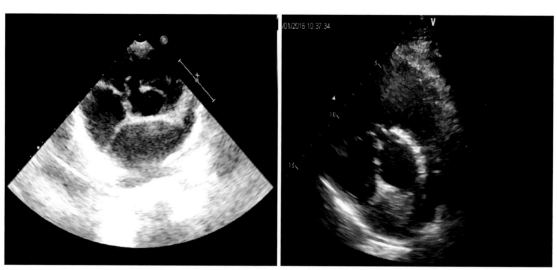

图 3-3-3 左图为室间隔膜部瘤；右图为右冠窦瘤破入右心室

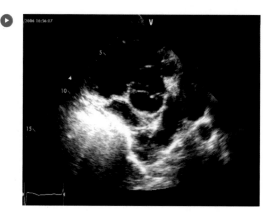

图 3-3-4 室间隔缺损合并右冠窦瘤破入右心室
心底短轴切面两者不易鉴别，容易漏诊

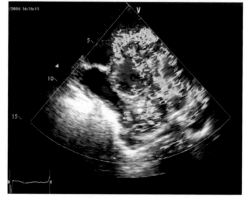

图 3-3-5 室间隔缺损合并右冠窦瘤破入右心室
理论上，CDFI 前者是收缩期左向右分流，后者是双期左向右分流。实际上，两者不易区别

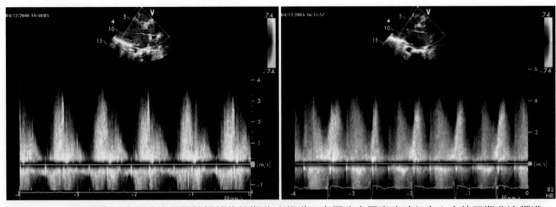

图 3-3-6　同一患者，左图为室间隔缺损的收缩期分流频谱，右图为右冠窦瘤破入右心室的双期分流频谱

二、此切面容易忽视的结构或疾病

1. **主动脉瓣瓣叶数目**　心底短轴切面可以清晰显示正常发育的三叶式主动脉瓣，借此判断主动脉瓣有无先天性发育异常。主动脉瓣瓣叶数目的异常包括单叶、二叶、四叶畸形，甚至更多叶畸形，二叶式畸形最为常见（图 3-3-7 ~ 图 3-3-10）。先天性主动脉瓣病变均可导致瓣膜狭窄或关闭不全。

据统计，华人二叶式主动脉瓣的发生率较西方白种人高，新生儿中二叶式主动脉瓣畸形发生率达到 20‰，而实际工作中诊断率并不高，究其原因，除了少数患者瓣叶显示困难之外，检查者对主动脉瓣瓣叶数目的忽视也是一个重要原因。

2. **冠状动脉**　此切面清晰显示主动脉根部时，可在 3 点钟及 11 点钟左右位置分别显示左、右冠状动脉的开口。略调整探头角度，可显示左冠状动脉主干向左走行，分叉处指向肺动脉瓣者为左前降支，其下方为左回旋支（图 3-3-11、图 3-3-12）。

对于冠状动脉，容易忽视的是冠状动脉内径、数量及起源部位。若有增宽，需排除冠状动脉瘘及川崎病，若主动脉仅一根冠状动脉起源或没有冠状动脉起源，要排除是否先天缺如或起源异常（图 3-2-14，图 3-2-15，图 3-3-13）。对于心脏扩大、心内膜增厚、心功能明显减低的心内膜弹力纤维增生症样超声改变，应注意排除冠状动脉起源于肺动脉（图 3-3-14）。

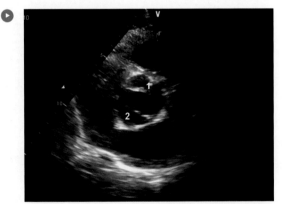

图 3-3-7　二叶式主动脉瓣畸形，右冠瓣和左冠瓣融合

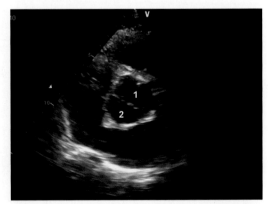

图 3-3-8　二叶式主动脉瓣畸形，关闭时呈一条线

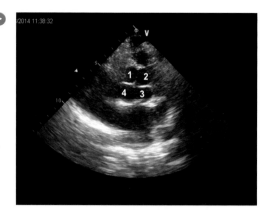

图 3-3-9 四叶式主动脉瓣畸形

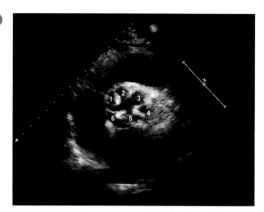

图 3-3-10 六叶式主动脉瓣畸形

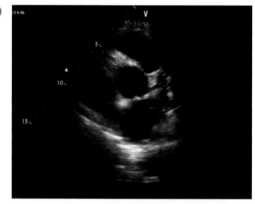

图 3-3-11 心底短轴切面显示左冠状动脉主干及右冠状动脉

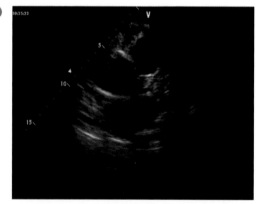

图 3-3-12 心底短轴切面显示左冠状动脉主干、左前降支及回旋支

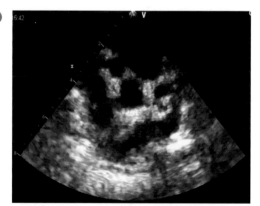

图 3-3-13 川崎病患者，右冠状动脉近心端、左冠状动脉主干、左前降支及左回旋支均扩张，右冠状动脉及左前降支冠状动脉瘤

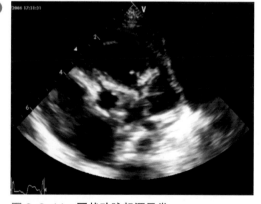

图 3-3-14 冠状动脉起源异常
右冠状动脉开口正常，左冠状动脉主干起源于肺动脉

3. 主 – 肺动脉间隔缺损　胚胎发育时，动脉干分出主动脉及肺动脉，并完全独立，当这个过程出现障碍，主动脉与肺动脉主干之间直接交通，即为主 – 肺动脉间隔缺损，其血流动力学改变类似动脉导管未闭，即全心动周期的升主动脉向肺动脉干分流，导致左心扩大（图 3-3-15、图 3-3-16）。

4. 房间隔小缺损　右心不扩大的较小的房间隔缺损容易漏诊。根据笔者的经验，绝大部分继发孔型房间隔缺损在此切面上可以显示，而且多数缺损边缘距离主动脉根部很近甚至无残端。为防止漏诊，需要我们在二维超声心动图上仔细观察，并常规进行彩色多普勒检查（图 3-3-17、图 3-3-18）。

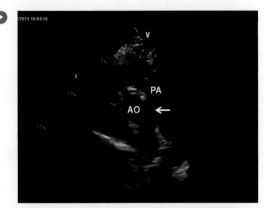

图 3-3-15　主-肺动脉间隔回声中断（箭头所指处）
AO：主动脉；PA：肺动脉

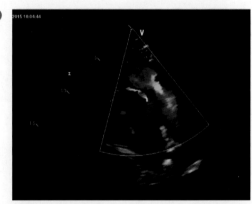

图 3-3-16　因肺动脉高压，CDFI 显示主动脉与肺动脉之间双向分流血流信号

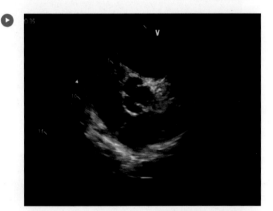

图 3-3-17　继发孔型小房间隔缺损，右心不大

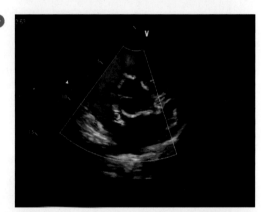

图 3-3-18　继发孔型小房间隔缺损左向右分流

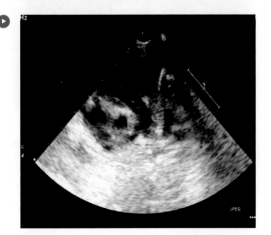

图 3-3-19　肺动脉瓣增厚，右室壁增厚

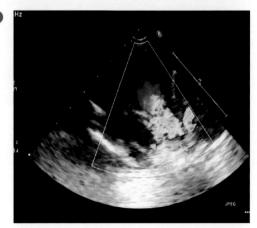

图 3-3-20　CDFI 显示肺动脉瓣口五彩镶嵌的血流信号

5. 右室流出道、肺动脉瓣、肺动脉主干、左右肺动脉　此切面应重视对右室流出道、肺动脉瓣、肺动脉主干、左右肺动脉的观察，容易漏诊的是以上各部位狭窄性病变，应常规结合彩色多普勒进行检查（图 3-3-19 ～ 图 3-3-21）。

对于肺动脉主干及左、右肺动脉的栓塞，此切面可直接显示栓子（图 3-3-22）。

6. 左心耳　心底短轴切面可以显示左心耳，对于左心房扩大、心房颤动等患者应注意观察左心耳有无血栓，必要时可行经食管超声心动图检查（图 3-3-23、图 3-3-24）。

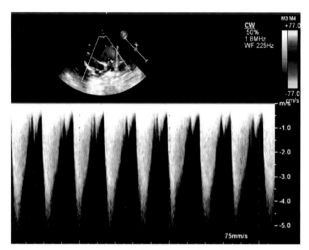

图 3-3-21　CW 显示肺动脉瓣口峰值血流速度 5m/s

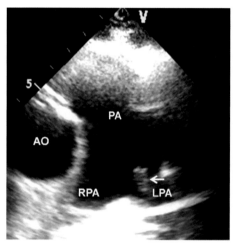

图 3-3-22　箭头所指为左肺动脉栓子

AO：主动脉；PA：肺动脉；RPA：右肺动脉；LPA：左肺动脉

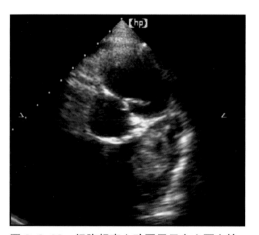

图 3-3-23　经胸超声心动图显示左心耳血栓

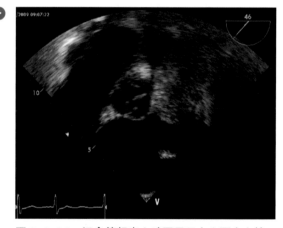

图 3-3-24　经食管超声心动图显示左心耳小血栓

小结

心底短轴切面对于心底结构的良好显示，可以帮助我们分析诊断与心底结构相关的心脏疾病。注重二维细节并结合使用多普勒超声技术，将有助于我们理清检查的思路，有效地避免漏诊和误诊。

第四节　使用心尖四腔心切面诊断容易忽视的心脏疾病

▶ 视频目录

> **导读**
>
> 　　心尖四腔心切面，是心尖长轴断面中最常用的标准切面之一，也是应用最广泛的重要切面之一。该切面信息丰富，尤其是对心脏的四个心腔及附属结构的整体观察及相关疾病的诊断价值很大。本文将细数那些使用该切面应重视的问题及那些容易忽视的心脏疾病。

　　心尖四腔心切面（图 1-1-9），是心尖透声窗的基准切面，在此切面基础上，探头旋转可做到心尖二腔心切面及心尖三腔心切面；探头倾斜可做到心尖五腔心切面、心尖肺动脉干长轴切面及心尖四腔下切面。

　　此切面上，左右心腔分列两侧，心房、心室分列上下，十字交叉位于中心，可显示心脏的四个心腔（左心房、左心室、右心房及右心室）、房间隔、室间隔、两组房室瓣（二尖瓣和三尖瓣）、肺静脉、左室侧壁及后间隔、调节束、心尖等。

　　除了观察常规结构之外，此切面应重视的问题是：观察三尖瓣隔瓣与二尖瓣前叶附着点之间的距离，判断有无三尖瓣下移畸形；解剖学左、右心室位置及心房、心室连接关系的判断。此切面容易被忽视的心脏疾病主要有：与心内膜垫相关的心脏疾病；与肺静脉相关的心脏疾病、三房心、心尖部相关疾病。

一、此切面应重视的问题

1. 观察三尖瓣隔瓣与二尖瓣前叶附着点之间的距离，判断有无三尖瓣下移畸形　三尖瓣下移畸形的诊断并不困难，但实际工作中却往往漏诊，究其原因，就是该切面上未重视细节，忽略了三尖瓣隔瓣与二尖瓣前叶附着点之间的距离。

正常情况下，三尖瓣隔瓣与二尖瓣前叶附着点之间的距离小于 1cm，距离在 1~1.5cm 则要考虑三尖瓣下移的可能，如果超过 1.5cm，基本可以诊断。

三尖瓣下移畸形，通常隔瓣和后瓣同时下移。右室流入道长轴切面是观察后瓣下移的最佳切面，此切面可显示下移的后瓣与前瓣不在同一个水平。一般前瓣位置正常，但瓣叶变得冗长，活动度极大。

三尖瓣下移畸形因瓣膜不在同一水平，部分右室房化，而使得三尖瓣反流较重，导致右心扩大。常合并房间隔缺损或卵圆孔未闭（图 3-4-1、图 3-4-2）。

2. 解剖学左、右心室位置及心房、心室连接关系的判断　通常所说的三节段分析诊断法是诊断复杂性先天性心脏病的重要方法。心脏的三个节段包括心房、心室和大动脉，其中心室的位置有右袢和左袢两种。房室瓣位置总是与心室相对应，而不与心房相对应，即二尖瓣总是与解剖学左心室相连，三尖瓣总是与解剖学右心室相连。因此，判断解剖学左、右心室的位置可转化为判断二、三尖瓣的位置，而三尖瓣附着点较二尖瓣更靠近心尖部，此特征在心尖四腔心切面上很容易观察到。

另外，调节束是解剖学右心室的重要标志，而调节束亦可在此切面上观察到。

确定了解剖学左、右心室的位置关系，即可进一步判断心房、心室的连接关系（图 3-4-3）。

二、此切面容易被忽视的心脏疾病

1. 与心内膜垫相关的心脏疾病　心内膜垫（endocardial cushion）由房间隔下部、流入道室间隔、二尖瓣前叶和三尖瓣隔瓣组成。与心内膜垫相关的先天性心脏病即心内膜垫缺损(endocardial cushion defect, ECD）分为部分型、完全型及过渡型三类。部分型 ECD 包括单纯原发孔型房间隔缺损、原发孔型房间隔缺损合并二尖瓣前叶裂或三尖瓣隔瓣裂、单心房、单纯二尖瓣前叶裂及左室 - 右房通道；完全型 ECD 由原发孔型房间隔缺损、较大的流入道型室间隔缺损及共同房室瓣构成（图 3-4-4、图 3-4-5）；过渡型 ECD 介于以上两型之间，由原发孔型房间隔缺损、较小的

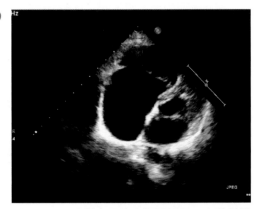

图 3-4-1　胸骨旁四腔心切面显示三尖瓣隔瓣明显下移，与二尖瓣前叶附着点之间的距离大于 1.5cm

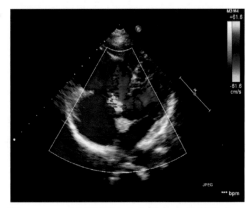

图 3-4-2　CDFI 显示三尖瓣中度关闭不全，合并继发孔型房间隔缺损的左向右分流血流信号

流入道型室间隔缺损及两组异常的房室瓣构成。

上述与心内膜垫相关的心脏疾病中，容易被忽视的是二尖瓣前叶裂或三尖瓣隔瓣裂及左室 – 右房通道。

瓣裂在心尖四腔心切面上可显示瓣膜回声中断，二尖瓣水平左室短轴切面可显示瓣裂的位置，彩色多普勒可显示通过裂隙的反流（图 3-4-6 ~ 图 3-4-10）。

三尖瓣隔瓣与二尖瓣前叶附着点之间的膜部室间隔为房室部，此处缺损导致左心室的血流直接进入右心房，称为三尖瓣上的左室 – 右房通道。另外，三尖瓣附着点以下的膜部室间隔为室间部，此处缺损常合并三尖瓣隔瓣裂，导致左心室的血流同时进入右心室和右心房，称为三尖瓣下的左室 – 右房通道。

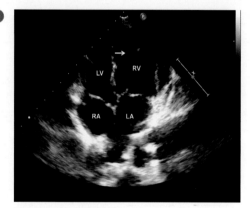

图 3-4-3　心室左袢

　　三尖瓣附着点低于二尖瓣，位于左侧，与之相连的心室为解剖学右心室（RV），近心尖处可见调节束；二尖瓣位于右侧，与之相连的心室为解剖学左心室（LV）。心房、心室连接关系为左心房（LA）– 三尖瓣 – 右心室；右心房（RA）– 二尖瓣 – 左心室

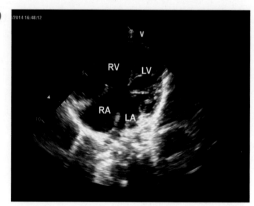

图 3-4-4　完全型心内膜垫缺损 Rastelli A 型

　　由原发孔型房间隔缺损、较大的流入道型室间隔缺损及共同房室瓣构成，前共瓣腱索附着于室间隔缺损的嵴上。RV：右心室；RA：右心房；LV：左心室；LA：左心房

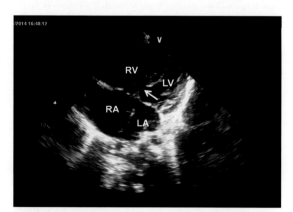

图 3-4-5　共同房室瓣的前共瓣腱索（箭头所指处）附着于室间隔缺损的嵴上，即 Rastelli A 型

　　RV：右心室；RA：右心房；LV：左心室；LA：左心房

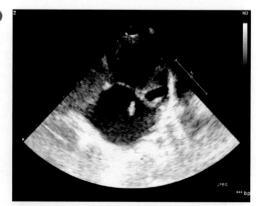

图 3-4-6　原发孔型房间隔缺损，二尖瓣前叶裂，合并继发孔型房间隔缺损

　　左室 – 右房通道的血流动力学主要表现为收缩期左心室向右心房的高速分流，而舒张期右心房的压力略高于左心室，血流可自右心房向左心室分流（图3-4-11～图3-4-13）。

　　2. 与肺静脉相关的心脏疾病　心尖四腔心切面一般可显示三支肺静脉进入左心房的入口，探头稍倾斜可显示第四支肺静脉入口。此切面上应注意观察肺静脉回流入左心房的四个汇入口，完全或部分缺如提示肺静脉异位引流的存在，尤其是存在房间隔缺损的情况下（图3-4-14～图3-4-18）。

　　3. 三房心　三房心（cor triatriatum）是左心房内有隔膜，将左心房分为与肺静脉相连的副房及与二尖瓣口相连的真房两个部分。隔膜上有孔使得副房与真房相通，如果孔无狭窄，则不影响血流动力学改变，狭窄时表现为与二尖瓣狭窄相同的血流动力学改变。三房心常合并房间隔缺损，使得副房与右心房相通或右心房与真房相通。三房心的副房可接收全部肺静脉的回流，亦可只接收部分肺静脉的回流（图3-4-19、图3-4-20）。

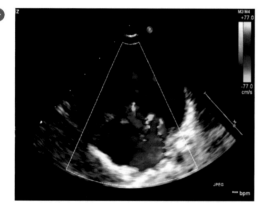

图3-4-7　二尖瓣前叶裂处及二尖瓣口分别可见一束反流血流信号（需要认真观察才能发现）

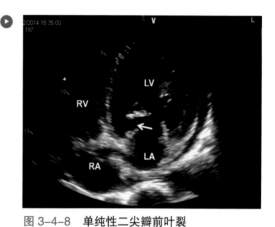

图3-4-8　单纯性二尖瓣前叶裂

　　心尖四腔心切面，二尖瓣前叶裂（箭头所指处），房间隔和室间隔完整。RV：右心室；RA：右心房；LV：左心室；LA：左心房

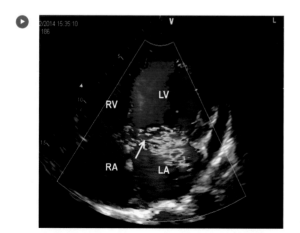

图3-4-9　单纯性二尖瓣前叶裂，二尖瓣前叶裂处重度关闭不全（箭头所指处）

　　RV：右心室；RA：右心房；LV：左心室；LA. 左心房

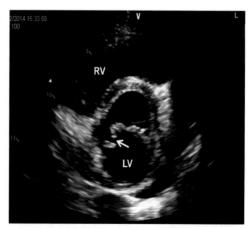

图3-4-10　单纯性二尖瓣前叶裂，A3区瓣裂（箭头所指处）

　　RV：右心室；LV：左心室

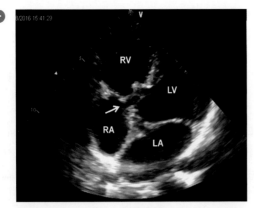

图 3-4-11　左室 - 右房通道

三尖瓣隔瓣与二尖瓣前叶附着点之间的膜部室间隔缺损（箭头所指处）。RV：右心室；RA：右心房；LV：左心室；LA：左心房

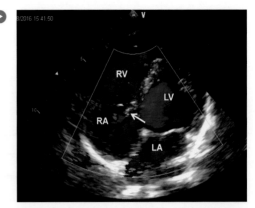

图 3-4-12　左室 - 右房通道，收缩期左心室向右心房分流（箭头所指处）

RV：右心室；RA：右心房；LV：左心室；LA：左心房

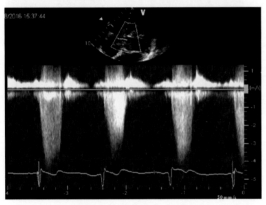

图 3-4-13　左室 - 右房通道，收缩期左心室向右心房分流的湍流频谱

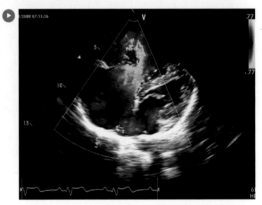

图 3-4-14　心上型完全性肺静脉异位引流

左心房内未见肺静脉开口；继发孔型房间隔缺损，心房水平右向左分流

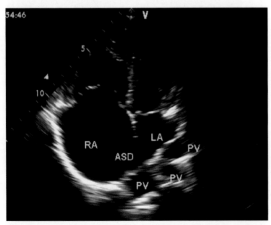

图 3-4-15　同一患者，继发孔型房间隔缺损（ASD），左心房后方可见多支肺静脉（PV）

RA：右心房；LA：左心房

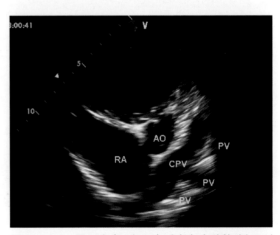

图 3-4-16　同一患者，左心房后方多支肺静脉（PV）汇合成肺总静脉干（CPV）

AO：主动脉；RA：右心房

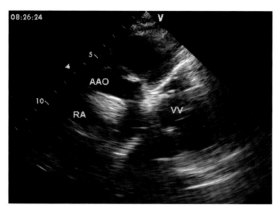

图 3-4-17　同一患者，肺总静脉干向上走行，通过垂直静脉（VV）汇入左头臂静脉

　　AAO：升主动脉；RA：右心房

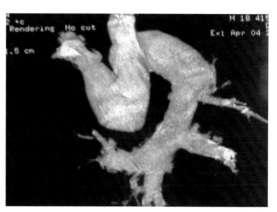

图 3-4-18　同一患者 CT 血管 3D 成像，右侧肺静脉与左侧肺静脉汇合后，汇入左头臂静脉，再与右头臂静脉汇合进入上腔静脉

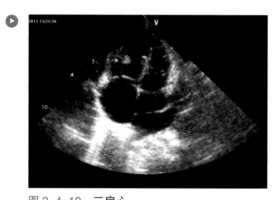

图 3-4-19　三房心

　　左心房内可见一隔膜将其分为副房和真房，隔膜上可见一孔

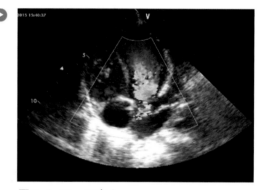

图 3-4-20　三房心

　　稍加速的血流通过隔膜上的孔自副房进入真房

　　超声心动图是诊断三房心很有价值的影像学方法。应注意与完全性肺静脉异位引流鉴别。文献上亦有右侧三房心和四房心的报道。

　　4. 心尖部相关疾病　心超检查时，心尖及心尖附近区域的扫查常常容易被忽视，甚至是扫查的盲区。然而，心尖这个特殊的部位，却是许多重要疾病好发的场所，主要包括心肌致密化不全、心尖肥厚型心肌病、心尖部室壁瘤、心尖附壁血栓、肌部型室间隔缺损、应激性心肌病等。我们将在第六章第六节作详细介绍，这里不再赘述。

　　此外，使用心尖四腔心切面，可以观察左室侧壁和后间隔的室壁运动，还可以诊断三尖瓣闭锁、二尖瓣闭锁、单心室等少见先天性心脏病。

小结

　　心尖四腔心切面，是心尖透声窗的基准切面，可显示四个心腔、房间隔、室间隔、两组房室瓣、肺静脉、调节束、心尖等重要结构，注重二维细节将使得我们获知丰富的诊断信息。

第五节　这个切面竟如此重要——主动脉弓长轴切面

▶ 视频目录

导读

　　主动脉弓长轴切面，由于胸骨上窝声窗并非常规应用，成为极易被忽视的切面之一。实际上，该切面所含的信息量丰富，尤其是对升主动脉、主动脉弓及其分支、降主动脉、右肺动脉及上腔静脉等大血管结构的整体观察及相关疾病的诊断具有重要的价值。本文将讨论该切面可以诊断的心脏疾病。

　　主动脉弓长轴切面（图 1-2-5、图 3-5-1）是胸骨旁切面的一个重要补充，许多疾病需要检查者在此切面上进行观察，但常被忽视。

　　主动脉弓两端分别连接升主动脉和降主动脉，上方发出各主要分支，由右向左依次是头臂干、左颈总动脉和左锁骨下动脉，下方是右肺动脉短轴图像。其中，头臂干是升主动脉与主动脉弓的分界标志，而左锁骨下动脉位于主动脉弓和降主动脉的交界处（图 3-5-2）。

　　该切面可以显示的结构包括：升主动脉远端、主动脉弓及其分支、降主动脉起始部、右肺动脉、左头臂静脉等。略调整探头角度和位置，将探头指向右侧，可显示上腔静脉、右头臂静脉，而将探头向左前方倾斜，可显示左位上腔静脉。

　　胸骨上窝主动脉弓长轴切面可以诊断的重要心脏疾病有：主动脉夹层与主动脉瘤、主动脉缩窄、主动脉弓离断、动脉导管未闭、左位上腔静脉、心上型肺静脉异位引流、冠状动脉 – 肺动脉瘘等。

一、主动脉夹层与主动脉瘤

主动脉夹层（aortic dissection）DeBakey 分型及 Stanford 分型，均是以破口位置和累及部位为依据，主动脉弓长轴切面可显示升主动脉、主动脉弓及降主动脉起始部，是主动脉夹层的分型诊断必不可少的切面。

DeBakey 分型中，Ⅰ型，即破口位于升主动脉或主动脉弓，血肿累及升主动脉、主动脉弓、降主动脉全程；Ⅱ型，即破口位于升主动脉，且局限于升主动脉；Ⅲ型，即破口位于左锁骨下动脉远端，累及胸主动脉（Ⅲa）或腹主动脉（Ⅲb）。

Stanford 分型中，A 型，主动脉夹层累及升主动脉；B 型，主动脉夹层仅累及降主动脉（图3-5-3）。

对于以胸痛就诊，尤其是胸骨旁切面显示升主动脉或胸主动脉增宽的患者，应观察主动脉弓长轴切面。检查时注意主动脉全程扫查，包括胸骨旁、胸骨上窝、剑突下、腹部、髂窝，甚至大腿，排除主动脉内的伪像，根据累及部位进行分型，为临床治疗提供准确的信息（图 3-5-4 ~ 图 3-5-6）。

主动脉局限性扩张超过近心端内径的 1.5 倍以上，称为主动脉瘤（aortic aneurysm）。动脉粥

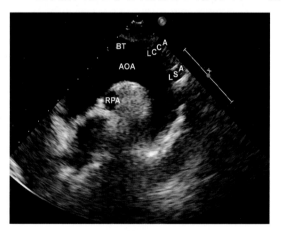

图 3-5-1　主动脉弓长轴切面：主动脉弓（AOA）、头臂干（BT）、左颈总动脉（LCCA）、左锁骨下动脉（LSA）、右肺动脉（RPA）

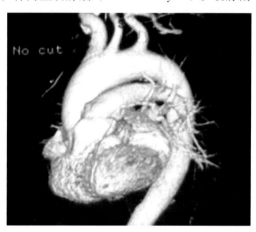

图 3-5-2　主动脉弓 CT 三维成像

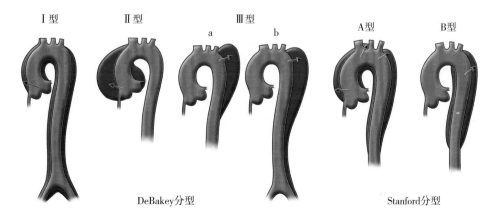

图 3-5-3　主动脉夹层分型

样硬化是主动脉瘤的主要病因，主动脉夹层亦可导致主动脉瘤，而马方综合征常伴有升主动脉瘤。

　　腹主动脉瘤发病率高于胸主动脉瘤，在胸主动脉瘤中，胸降主动脉瘤发病率较高，升主动脉瘤次之，主动脉弓部的主动脉瘤发病率较低，因此最容易被忽视（图3-5-7）。

二、主动脉缩窄

　　根据缩窄部位与动脉导管之间的关系，一般将主动脉缩窄（coarctation of aorta）分为导管前型和导管后型（图3-5-8）。导管前型较少见，缩窄位于发出动脉导管之前的主动脉，上下肢血压差异不明显，但下半身常有发绀，常合并其他先天性心血管畸形，在婴幼儿期即可因心力衰竭致死，曾称婴儿型主动脉缩窄。导管后型常见，缩窄位于发出动脉导管之后的主动脉，上下肢血压差异明显，缩窄近、远端之间形成丰富的侧支循环。导管后型主动脉缩窄病例25%~40%主动脉瓣呈二叶式，但一般不伴有其他严重的先天性心血管畸形，多数患者可生长至成年期，因此曾称为成年型主动脉缩窄。

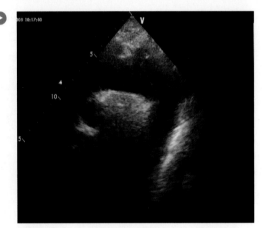

图3-5-4　主动脉夹层Ⅲ型

主动脉弓长轴切面显示夹层起源于降主动脉起始部

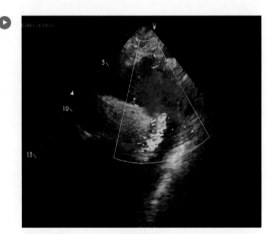

图3-5-5　主动脉夹层Ⅲ型

CDFI显示真腔和假腔

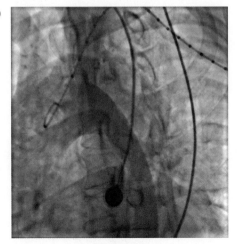

图3-5-6　主动脉夹层Ⅲ型

DSA显示真假腔和破口

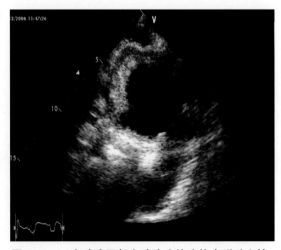

图3-5-7　主动脉弓部主动脉瘤伴瘤体内附壁血栓

对于左心室肥厚或者肥大的患者，尤其是婴幼儿，应在此切面排除主动脉缩窄。主动脉缩窄绝大部分发生在主动脉峡部，邻近动脉导管或动脉韧带区，极少数病例发生在主动脉弓、胸降主动脉，甚至腹主动脉（图 3-5-9 ～图 3-5-11）。笔者曾经诊断过一例主动脉弓两处呈现缩窄的患者（图 3-5-12 ～图 3-5-14）。

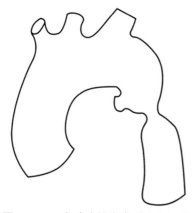

图 3-5-8　主动脉缩窄类型（左图为导管后型，右图为导管前型）

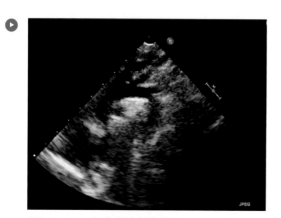

图 3-5-9　主动脉峡部缩窄

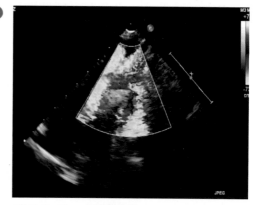

图 3-5-10　主动脉缩窄

CDFI 显示缩窄处五彩镶嵌的血流信号

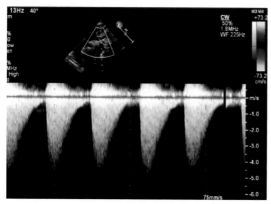

图 3-5-11　缩窄处峰值血流速度 4.5m/s

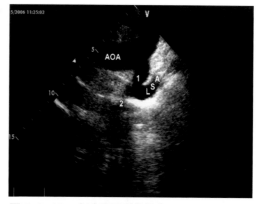

图 3-5-12　主动脉弓两处缩窄

主动脉弓（AOA）长轴切面显示左锁骨下动脉（LSA）前后两处缩窄

三、主动脉弓离断

主动脉弓离断（interruption of aortic arch）又称主动脉弓缺如，是指升主动脉与降主动脉之间没有连接。常与室间隔缺损、动脉导管未闭合并存在，称为"先天三联"。中断远端的弓、降主动脉通过未闭的动脉导管提供的右心血供应体循环。

主动脉弓离断病理分型：A型，离断位于左锁骨下动脉起始部的远端；B型，离断位于左锁骨下动脉与左颈总动脉之间；C型，离断位于左颈总动脉与头臂干之间（图3-5-15）。

主动脉弓长轴切面是观察主动脉弓离断最主要的切面，并可进行分型。对发绀患者检查时，若主动脉弓失去正常形态，应警惕主动脉弓离断的可能。

四、动脉导管未闭

动脉导管位于左锁骨下动脉的对侧，胸降主动脉与肺动脉分叉之间（图3-5-16、图3-5-17）。除常规观察心底短轴切面外，胸骨上窝主动脉弓长轴切面亦是诊断动脉导管未闭（patent ductus arteriosus）的重要切面，尤其是对左心扩大、肺动脉高压而胸前区切面显示不佳者（图3-5-18、图3-5-19）。

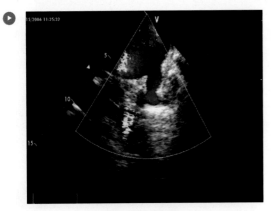

图3-5-13　主动脉弓两处缩窄

CDFI显示左锁骨下动脉前后两处缩窄的五彩镶嵌的血流信号

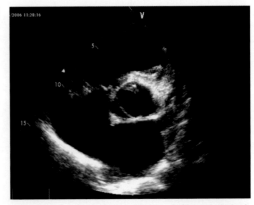

图3-5-14　主动脉两处缩窄，合并二叶式主动脉瓣畸形

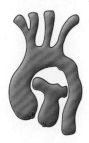

正常主动脉弓

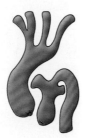

A型主动脉弓离断

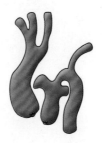

B型主动脉弓离断

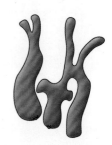

C型主动脉弓离断

图3-5-15　主动脉弓离断病理分型

五、左位上腔静脉

正常情况下，左颈内静脉和左锁骨下静脉汇合成左头臂静脉，在主动脉弓上方向右走行，与右头臂静脉（由右颈内静脉和右锁骨下静脉汇合而成）汇合成上腔静脉（图 3-5-20）。

90% 左右的左位上腔静脉（persistent left superior vena cava）通过三种途径汇入右心房，右心不扩大，临床无特殊表现；10% 左右的左位上腔静脉通过四种途径汇入左心房，左心扩大，临床表现为发绀。

左位上腔静脉引流入右心房的三种途径：汇入冠状静脉窦再汇入右心房（图 3-2-16 ~ 图 3-2-18）；冠状静脉窦右心房入口处闭锁或狭窄，左位上腔静脉作为一条通道将冠状静脉窦的血流引流到右上腔静脉再汇入右心房（图 3-5-21 ~ 图 3-5-24）；直接汇入右心房。左位上腔静脉

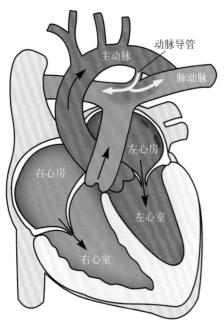

图 3-5-16 动脉导管未闭

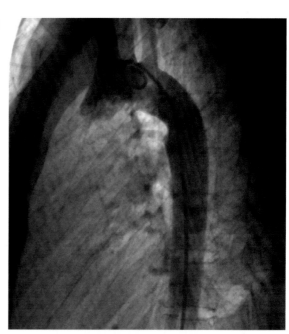

图 3-5-17 DSA 显示动脉导管未闭

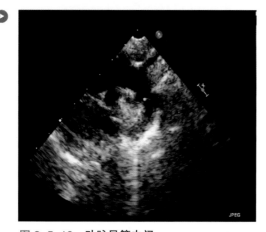

图 3-5-18 动脉导管未闭

左锁骨下动脉的对侧，胸降主动脉与肺动脉分叉之间可见动脉导管

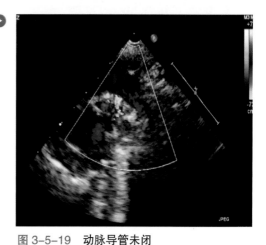

图 3-5-19 动脉导管未闭

CDFI 可见胸降主动脉向肺动脉分叉处的连续性蓝色分流血流信号

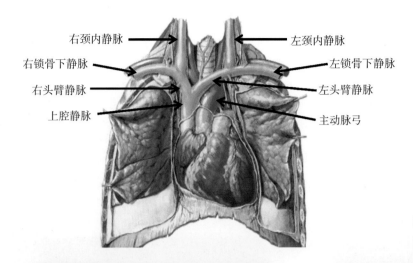

右颈内静脉

左颈内静脉

右锁骨下静脉

左锁骨下静脉

右头臂静脉

左头臂静脉

上腔静脉

主动脉弓

图 3-5-20　**正常头臂静脉解剖图**

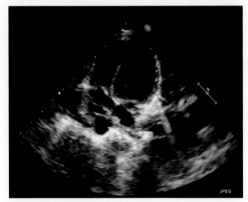

图 3-5-21　**左位上腔静脉**

冠状静脉窦汇入右心房入口处可见一隔膜

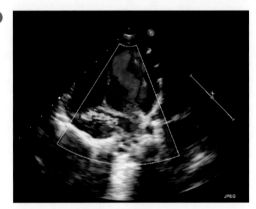

图 3-5-22　**左位上腔静脉**

CDFI 显示冠状静脉窦汇入右心房入口处血流加速，提示狭窄

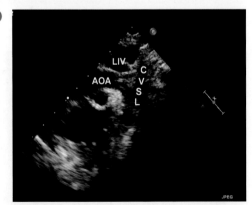

图 3-5-23　**左位上腔静脉**

主动脉弓长轴切面显示胸降主动脉左前方一异常通道。AOA：主动脉弓；LIV：左头臂静脉；LSVC：左位上腔静脉

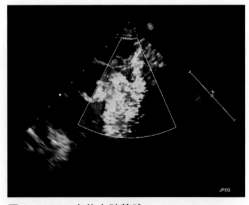

图 3-5-24　**左位上腔静脉**

CDFI 显示胸降主动脉左前方异常通道内血流呈红色，提示左位上腔静脉作为一条通道将冠状静脉窦的部分血流引流到右上腔，再汇入右心房

引流入左心房的四种途径：直接汇入左心房，开口部位常位于左心耳基底部与左上肺静脉入口之间；汇入左肺静脉再汇入左心房，十分罕见，血流动力学类似于左位上腔静脉直接开口于左心房；冠状静脉窦中间段缺损，左位上腔静脉经冠状静脉窦汇入左心房；冠状静脉窦终末段缺如，左位上腔静脉经冠状静脉窦汇入左心房。其中最常见的类型是左头臂静脉缺如或发育不良，左颈内静脉和左锁骨下静脉汇合后于胸降主动脉左前方下行汇入冠状静脉窦，再汇入右心房。

若冠状静脉窦扩张，应在此切面观察有无左位上腔静脉。此时，主动脉弓上方的左头臂静脉不显示或发育不良，而胸降主动脉左前方可见一下行的管腔回声，即左位上腔静脉。极少数显示困难患者可进行左上肢外周静脉右心声学造影，此时冠状静脉窦先显影，右心房再显影可确诊。

六、肺静脉异位引流

部分或全部肺静脉通过垂直静脉引流入左头臂静脉，再汇入上腔静脉，回流至右心房，或者直接汇入上腔静脉，回流至右心房，即为心上型肺静脉异位引流（anomalous pulmonary venous connection）。

与左位上腔静脉不同的是，心上型肺静脉异位引流因为增加了右心的容量负荷，可导致右心扩大。主动脉弓长轴切面可诊断心上型肺静脉异位引流（图 3-4-14 ~ 图 3-4-18）。

七、冠状动脉 – 肺动脉瘘

主动脉弓长轴切面可以显示冠状动脉 – 肺动脉瘘（coronary-pulmonary fistula），分流量较小的冠状动脉 – 肺动脉瘘不会造成冠状动脉扩张和左心扩大，很容易漏诊（图 3-5-25、图 3-5-26）。

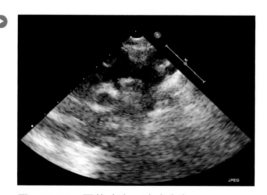

图 3-5-25　冠状动脉 – 肺动脉瘘
主动脉弓长轴切面显示进入肺动脉的异常通道

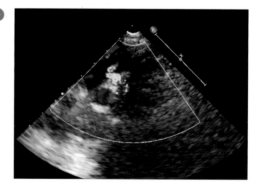

图 3-5-26　冠状动脉 – 肺动脉瘘
CDFI 显示异常通道进入肺动脉的连续性分流血流信号

小结

胸骨上窝主动脉弓长轴切面，是观察主动脉及分支、主动脉与肺动脉之间的关系、头臂静脉等大血管结构的重要切面，对一些先天性心脏病的诊断价值不可替代。重视此切面在检查中的应用，将使得我们获知丰富的诊断信息。

第六节 用过了才知道——右室流入道长轴切面

▶ 视频目录

导读

　　右室流入道长轴切面，是最容易被忽视的切面之一。实际上，虽然该切面可显示的结构相对简单，但对于三尖瓣后瓣及冠状静脉窦的观察价值是其他切面无法比拟的。本文将讨论该切面在心超诊断中的价值。

　　心超医师对右室流出道切面都非常熟悉，对右室流入道切面却相对陌生。但右室流入道切面对右心的观察而言，同样至关重要。

　　获得胸骨旁左心长轴切面后，将探头向患者的内前方倾斜，有时需顺时针方向稍旋转，即可获得右室流入道长轴切面（图1-2-3）。该切面可以显示的结构包括：右心房、右心室、三尖瓣前瓣和后瓣、冠状静脉窦长轴、下腔静脉入口等。

　　需要重视的是，此切面可以清晰显示三尖瓣的前瓣、后瓣，尤其是对后瓣的观察比较理想，对了解其结构和功能有重要意义。同时，该切面可以显示冠状静脉窦从左侧房室沟向右心房延伸，直至汇入右心房，对导致冠状静脉窦扩张的相关疾病可以进行分析判断。

　　右室流入道长轴切面在心脏超声诊断中的价值包括：判断三尖瓣反流的程度；三尖瓣下移畸形的诊断；导致冠状静脉窦扩张的相关疾病的诊断等。

一、判断三尖瓣反流的程度

　　获得胸骨旁左心长轴切面观察二尖瓣和主动脉的反流情况之后，将探头向患者的内前方倾斜，即可获得右室流入道长轴切面观察三尖瓣的反流。此切面对观察三尖瓣的反流比较敏感（图3-6-1、图3-6-2）。

二、三尖瓣下移畸形

三尖瓣的三个瓣在同一切面上通常不能同时显示，心尖四腔心切面显示其前瓣和隔瓣，而右室流入道长轴切面则显示其前瓣和后瓣。正常情况下，每个切面显示的两个瓣叶均在同一水平，相对而生。

三尖瓣下移畸形（Ebstein's anomaly），通常隔瓣和后瓣同时下移（图3-6-3）。右室流入道长轴切面是观察后瓣下移的最佳切面，此切面可显示下移的后瓣与前瓣不在同一个水平。三尖瓣下移畸形常合并房间隔缺损或卵圆孔未闭（图3-6-4、图3-6-5、图3-4-1、图3-4-2）。

三、导致冠状静脉窦扩张的相关疾病

超声常用三个切面显示冠状静脉窦，分别是胸骨旁左心长轴切面、右室流入道长轴切面、心尖四腔心下切面，其中，右室流入道长轴切面是观察冠状静脉窦长轴的一个重要切面，该切面可

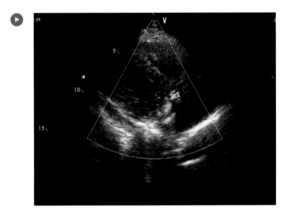

图 3-6-1　三尖瓣轻度反流

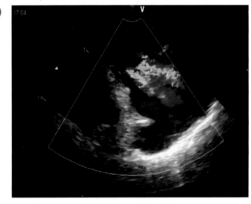

图 3-6-2　三尖瓣中 – 重度反流

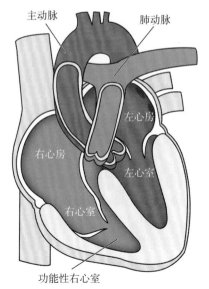

图 3-6-3　三尖瓣下移畸形

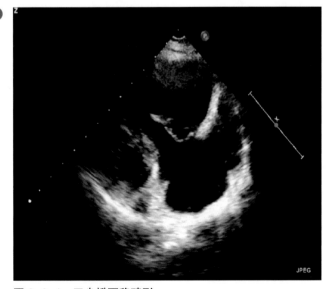

图 3-6-4　三尖瓣下移畸形

右室流入道长轴切面显示三尖瓣后瓣下移至近心尖部，与前瓣不在同一水平

以显示冠状静脉窦从左侧房室沟向右心房延伸，直至汇入右心房。

各种原因引起的冠状静脉窦血流量增加，都会导致冠状静脉窦扩张。导致冠状静脉窦扩张的心脏疾病包括左位上腔静脉（图 3-6-6，图 3-5-21 ~ 图 3-5-24）、完全性或部分性肺静脉异位引流（引流入冠状静脉窦）、冠状静脉窦型房间隔缺损（图 3-6-7 ~ 图 3-6-10）及导致右心扩大、右侧心力衰竭的相关心脏疾病。我们将在第五章第一节详细讨论。

另外，解剖上冠状静脉窦入口与下腔静脉入口邻近，在右室流入道长轴切面上可以观察两者的位置关系。右心扩大时，此切面也可以寻找有无房间隔缺损。值得注意的是，该切面只能显示部分右心房和右心室的结构，由于右心形态不规则，此切面不能作为测量右心大小的标准切面。

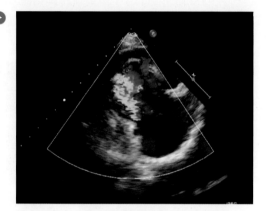

图 3-6-5　三尖瓣下移畸形

右室流入道长轴切面显示三尖瓣中度关闭不全，反流束起始于近心尖部

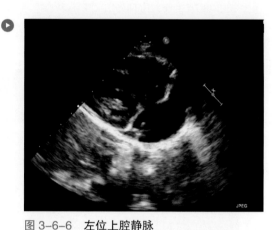

图 3-6-6　左位上腔静脉

右室流入道长轴切面可见冠状静脉窦扩张，冠状静脉窦汇入右心房入口处可见一隔膜

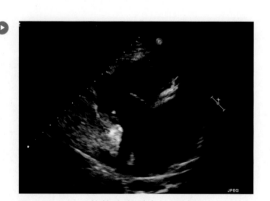

图 3-6-7　冠状静脉窦型房间隔缺损

右室流入道长轴切面显示冠状静脉窦扩张

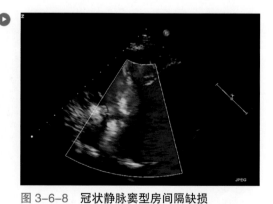

图 3-6-8　冠状静脉窦型房间隔缺损

右室流入道长轴切面显示冠状静脉窦血流明显增加

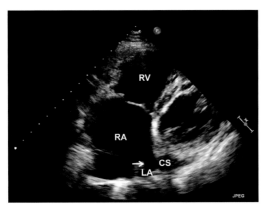

图 3-6-9　冠状静脉窦（CS）与左房后壁之间的间隔缺损（箭头所指处）

RV：右心室；RA：右心房；LA：左心房

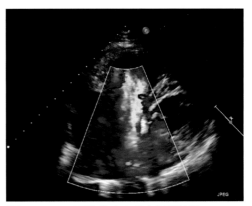

图 3-6-10　冠状静脉窦型房间隔缺损

血流自左心房进入冠状静脉窦，再进入右心房

小结

　　右室流入道长轴切面，是观察右心系统的重要切面之一，不可或缺，尤其是对三尖瓣后瓣、冠状静脉窦等结构的观察有重要价值。利用好该切面并注意细节，才能更好地诊断右心疾病。

第七节　必要时用一用——剑突下双心房切面

▶ 视频目录

> **导读**
>
> 　　剑突下双心房切面，也是最容易被忽视的切面之一。该切面结构简单，但由于对房间隔及上、下腔静脉的良好显示，对于房间隔缺损的分型及鉴别诊断的价值是其他切面无法比拟的。本文将讨论该切面在心超诊断中的价值。

　　顾名思义，剑突下双心房切面，是在剑突下声窗显示左、右心房及房间隔的切面。传统意义上的双心房切面，仅显示双心房，而笔者认为，同时显示上、下腔静脉的双心房切面，对于显示房间隔与周围结构的位置关系意义更大（图3-7-1）。

　　在剑突下四腔心切面的基础上，将探头逆时针旋转45°~90°，即可显示剑突下双心房切面。此切面可以清晰显示左心房、右心房、房间隔、上腔静脉、下腔静脉、三尖瓣，部分肺静脉及上、下腔静脉与右心房的连接关系（图1-2-4，图3-7-2）。

　　由于该切面对房间隔的良好显示，对于房间隔连续性的观察极为有益，尤其是对上腔型和下腔型房间隔缺损的诊断，是其他经胸心脏切面不能替代的。当然，这两型房间隔缺损通过经食管超声心动图（TEE）可以更清晰地显示，但在没有开展TEE的医院，以及不适合做TEE的患者，这个切面显得尤为重要。

一、在房间隔缺损分型中的作用

　　房间隔缺损分为原发孔型、继发孔型、静脉窦型及冠状静脉窦型。其中，继发孔型主要指中央型，静脉窦型包含上腔型及下腔型。

　　上腔型房间隔缺损位于上腔静脉开口与右心房连接的部位，缺损下缘为房间隔组织，缺损上缘为上腔静脉开口处，此型常伴有部分或完全肺静脉异位引流入右心房或上腔静脉。下腔型房间隔缺损位于房间隔的后下部分，缺损下缘接近下腔静脉入口处（图3-7-3）。

　　剑突下双心房切面可显示中央型房间隔缺损（图3-7-4、图3-7-5）、上腔型房间隔缺损（图3-7-6、图3-7-7）、下腔型房间隔缺损（图3-7-8、图3-7-9）。对于胸前区切面显示右心扩大而未显示房间隔缺损的患者，应在剑突下双心房切面寻找有无静脉窦型房间隔缺损。

　　需要引起注意的是，该切面上可以显示上腔静脉进入右心房的红色血流，需与房间隔缺损的

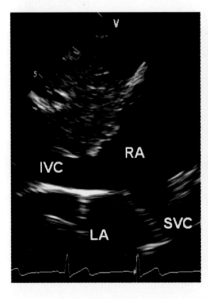 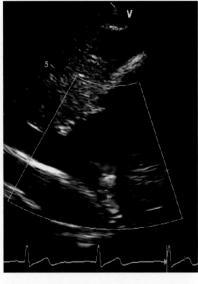

图3-7-1 剑突下双心房切面的二维图像（左图）及其血流图（右图）

　　IVC：下腔静脉；RA：右心房；LA：左心房；SVC：上腔静脉

分流进行鉴别。

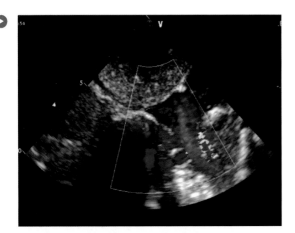

图 3-7-2 剑突下双心房切面血流图

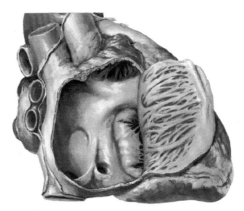

图 3-7-3 房间隔与上下腔静脉、卵圆窝、冠状静脉窦、右房室口之间的关系

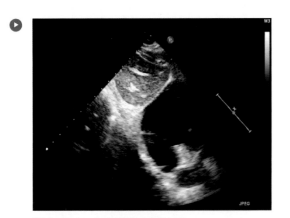

图 3-7-4 中央型房间隔缺损

剑突下双心房切面显示房间隔中部连续性中断

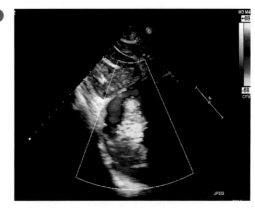

图 3-7-5 中央型房间隔缺损

同一切面 CDFI 显示心房中部左向右分流

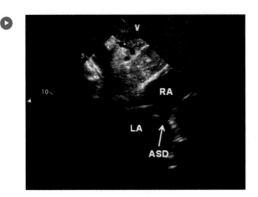

图 3-7-6 上腔型房间隔缺损

剑突下双心房切面显示房间隔上腔静脉入口处连续性中断（箭头所指处）。RA：右心房；LA：左心房；ASD：房间隔缺损

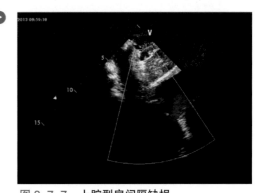

图 3-7-7 上腔型房间隔缺损

同一切面 CDFI 显示房间隔上腔静脉入口处左向右分流

二、经食管超声心动图显示的双心房切面

说到剑突下双心房切面，不得不提到经食管超声心动图显示的双心房切面。经食管超声心动图具有较高的分辨力，而房间隔位于经食管探头的近场，因此对房间隔的显示是经胸超声心动图无法比拟的（图3-7-10～图3-7-17）。

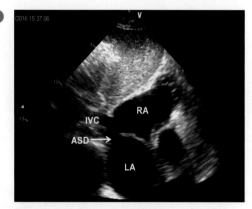

图 3-7-8　下腔型房间隔缺损

剑突下双心房切面显示房间隔下腔静脉入口处连续性中断（箭头所指处）。RA：右心房；LA：左心房；IVC：下腔静脉；ASD：房间隔缺损

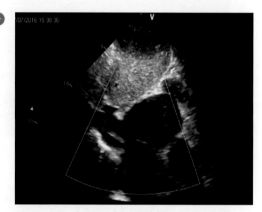

图 3-7-9　下腔型房间隔缺损

同一切面CDFI显示房间隔下腔静脉入口处左向右分流

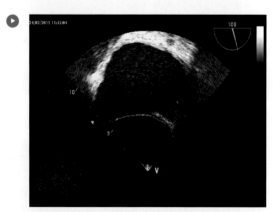

图 3-7-10　卵圆孔未闭

经食管超声心动图双心房切面显示原发隔与继发隔之间的缝隙

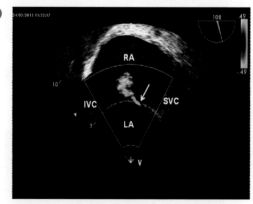

图 3-7-11　卵圆孔未闭

经食管超声心动图双心房切面CDFI显示通过原发隔与继发隔之间缝隙的左向右分流（箭头所指处）。RA：右心房；LA：左心房；IVC：下腔静脉；SVC：上腔静脉

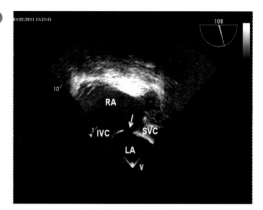

图 3-7-12 中央型房间隔缺损

经食管超声心动图双心房切面显示房间隔中部连续性中断（箭头所指处）。RA：右心房；LA：左心房；IVC：下腔静脉；SVC：上腔静脉

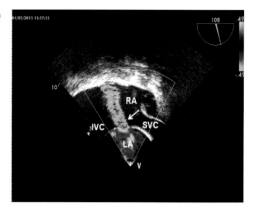

图 3-7-13 中央型房间隔缺损

经食管超声心动图双心房切面 CDFI 显示房间隔中部左向右分流（箭头所指处）。RA：右心房；LA：左心房；IVC：下腔静脉；SVC：上腔静脉

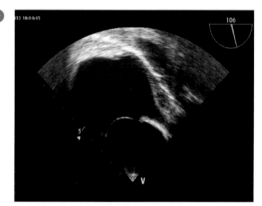

图 3-7-14 上腔型房间隔缺损

经食管超声心动图双心房切面显示房间隔上腔静脉入口处连续性中断

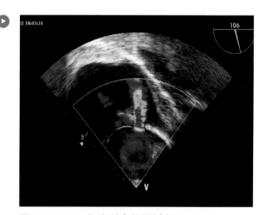

图 3-7-15 上腔型房间隔缺损

经食管超声心动图双心房切面 CDFI 显示房间隔上腔静脉入口处左向右分流

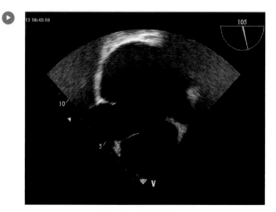

图 3-7-16 混合型房间隔缺损

经食管超声心动图双心房切面显示房间隔中部及上腔静脉入口处较大的连续性中断

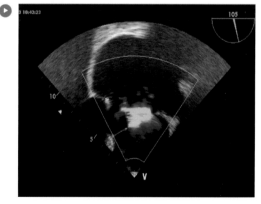

图 3-7-17 混合型房间隔缺损

经食管超声心动图双心房切面 CDFI 显示房间隔中上部左向右分流

小结

　　剑突下双心房切面对静脉窦型房间隔缺损具有重要的诊断价值。对于胸前区切面显示右心扩大而未显示房间隔缺损的患者，应在剑突下双心房切面寻找有无静脉窦型房间隔缺损，必要时应行经食管超声心动图双心房切面检查。

第四章

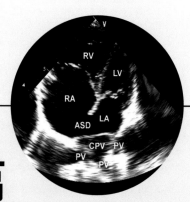

血流动力学思路篇

第一节　思路决定方向，左心扩大的心超思考

▶ 视频目录

> **导读**
>
> 　　左心扩大，是心超医师经常发现的间接征象。追究左心扩大的本质，却原因各异。对于心超医师而言，除了正确地判断出左心扩大之外，更重要的是找出藏在背后的真正元凶，为临床提供准确并有价值的诊疗指导。

　　对于人类身体而言，除了子宫孕育生命以外，器官的长大，几乎都不是一件好事。心脏，同样也不例外。医学影像视野下的心脏，当被冠上"扩大"的标签之时，往往都预示着心脏的器质性损害，心脏功能的衰退。

　　心脏的扩大，往往是不堪重负的结果。这里的"重负"，就是指容量负荷（前负荷）或压力负荷（后负荷）的增加。成人心脏左心室是体循环的起点，左心房是肺循环的终点。同时，冠脉循环的发源地冠状动脉主干同样发自左心。因此，左心始终都充满了含氧充足的动脉血，动力十

足，相对右心而言占据着绝对优势，除了对压力负荷敏感外，对容量负荷的变化更加敏感。

心脏超声可以直观地判断心脏是否长大，准确地区分出心脏的左右，所以，做出"左心扩大"的诊断，并不是难事。但对于心超医师而言，找出左心扩大的真正原因才是检查的意义所在。

一、抛砖引玉，启发思考

笔者首先通过一例左心扩大的实例，来打开左心扩大的诊断思路（图 4-1-1 ～图 4-1-6）。

遗憾的是，患者以往曾多次被诊断为扩张型心肌病。笔者检查时，患者已经 45 岁，长期的左室容量负荷增加，已导致左心扩大和左侧心力衰竭（左室舒张末期内径 74mm，EF 值仅 28%）。

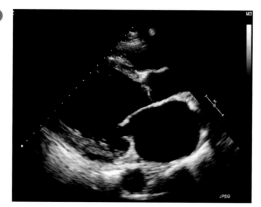

图 4-1-1　一眼看上去左心扩大，室壁运动明显减低，是不是首先想到的是扩张型心肌病

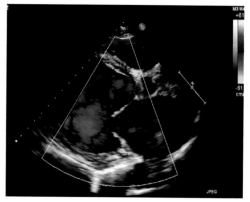

图 4-1-2　CDFI 显示除了二尖瓣轻 - 中度反流之外，在左心室后壁与二尖瓣后叶根部之间还有一束异常分流血流信号，并且这束异常分流和二尖瓣反流不在一个时相，二尖瓣反流在收缩期，那么这束异常分流应在舒张期。舒张期该部位向左心室的分流，应考虑冠状动脉瘘

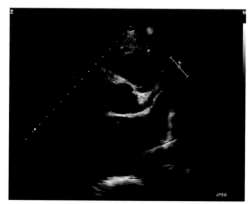

图 4-1-3　心底短轴切面显示左冠状动脉主干明显增宽，右冠状动脉内径正常

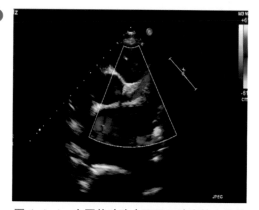

图 4-1-4　左冠状动脉内可显示清晰的血流信号，并且该血流信号与肺动脉的收缩期血流不在同一时相，说明产生于舒张期。至此，左冠状动脉 - 左室瘘的可能性就更大了，我们再去找找左心室的瘘口

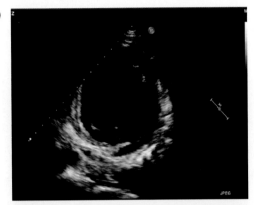

图 4-1-5　左室短轴非标准切面显示左心室后壁基底部有一瘘口

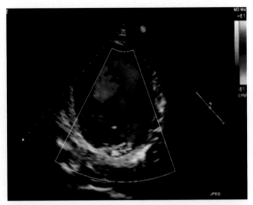

图 4-1-6　该瘘口处可见分流血流进入左心室，左冠状动脉 – 左室瘘诊断成立，并非扩张型心肌病

二、左心扩大的超声判断

由于人种、身高、体重、年龄、性别等不同，左心大小并无绝对的统一标准。国内外有很多关于心脏大小的多中心性研究，但在实际工作中，也只能作为参考。一般来说，成人心脏左心室舒张末期内径的正常参考值范围为 3.5~5.5cm，范围较大。

笔者认为，观察左心室的形态学改变是判断其大小的一个很适用的方法，影像学检查首先是观察脏器的形态结构。正常左心室的形态是一个椭球体，并且长短轴之比接近 2：1。如果因疾病导致左心室扩大，则左室短轴方向扩大为主，左心室的形态从椭球形向球形发展，形态学上显得更加饱满（图 4-1-7）。

如果左心室的形态学发生了改变，接下来的思路就是找到引起形态学改变的原因。

三、左心扩大的原因

1. **先天性心脏病**（congenital heart disease）　导致左心扩大的先天性心脏病主要包括室间隔缺损（VSD）、动脉导管未闭（PDA）、主动脉窦瘤破裂（RASA），破入左心系统或右室流出道、冠状动脉瘘（CAF），瘘入左心系统、主 – 肺动脉窗（APW）等。

VSD 的收缩期左向右分流及 PDA 的全心动周期的主动脉向肺动脉分流，其血流动力学改变均使得肺循环血流量明显增加，进而导致左心室容量负荷增加，造成左心扩大。当然，随着病情的发展，出现严重的肺动脉高压时，会造成双向分流或右向左分流，导致右心扩大。

主动脉窦瘤破入左心系统，在 RASA 中相对较少，直接导致左心容量负荷增加，造成左心扩大。主动脉窦瘤破入右室流出道，分流的血流收缩期很快从右室流出道经肺循环进入左心，导致左心容量负荷增加，造成左心扩大。

冠状动脉瘘入左心系统，约占 CAF 的 10%，其血流动力学改变取决于分流量的大小、引流的部位等，造成左心不同程度的扩大（图 3-2-8 ~ 图 3-2-11）。

APW 的血流动力学改变与 PDA 相同，导致左心扩大（图 3-3-15、图 3-3-16）。

关于导致左心扩大的先天性心脏病，将在本章第三节中详细讨论。

2. **瓣膜性心脏病**（valvular heart disease）　所有导致主动脉瓣、二尖瓣中至重度关闭不全的病因，都可以导致左心扩大。主要病因有风湿性、感染性（图 4-1-8、图 4-1-9）、先天性（图 3-4-8 ~ 图 3-4-10）、脱垂等。

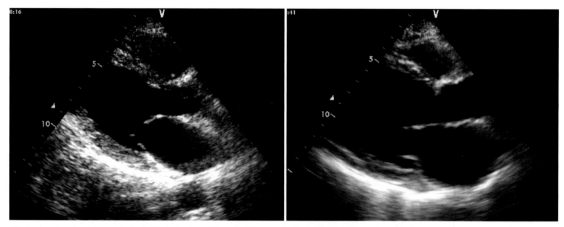

图 4-1-7 左图显示左心室形态大小正常；右图显示左心室形态饱满，左心扩大

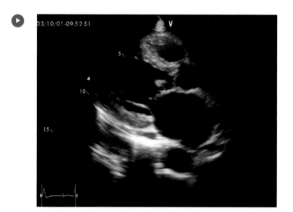

图 4-1-8 感染性心内膜炎导致主动脉瓣赘生物并瓣膜瘤形成，左心扩大

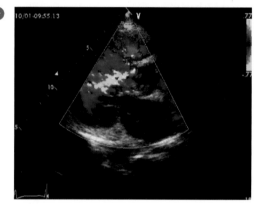

图 4-1-9 同一患者，主动脉瓣重度关闭不全，左心扩大

主动脉瓣的大量反流使得左心室舒张期不仅要接收左心房充盈的血流，还要接收主动脉瓣反流的血流，导致左心室容量负荷增加、左心扩大。二尖瓣的大量反流使得左心室舒张期不仅要接收正常情况下左心房充盈的血流，还要接收收缩期左心室反流至左心房的血流，导致左心室容量负荷增加、左心扩大。

值得注意的是，要分清左心扩大与瓣膜关闭不全的因果关系。一般来说，瓣膜病引起左心扩大，瓣膜的形态结构发生了改变，而早期左心室收缩功能正常。反之，左心扩大引起瓣膜关闭不全，左心室收缩功能减低，而瓣膜的形态结构正常。此时的关闭不全，为相对性关闭不全，如常见的扩张型心肌病（图 2-1-5、图 4-1-10）。相对于二尖瓣的相对性关闭不全来说，主动脉瓣的相对性关闭不全较为少见。

关于导致左心扩大的瓣膜性心脏病，将在本章第五节中详细讨论。

3. 心肌病（cardiomyopathy） 导致左心扩大的心肌病主要包括扩张型心肌病（图 2-1-5、图 4-1-10）、左心室心肌致密化不全、酒精性心肌病、围生期心肌病、心内膜弹力纤维增生症等。

其中，扩张型心肌病是家族遗传性疾病，左心室心肌致密化不全属于先天性心脏病。酒精性心肌病和围生期心肌病有着明确的病史。心内膜弹力纤维增生症罕见，常发病于 1 岁以内婴幼儿。

另外，急性重症心肌炎亦可导致左心扩大，急性期后可发展成为扩张型心肌病。

关于导致左心扩大的心肌病，将在本章第六节中详细讨论。

4. 冠心病（coronary heart disease） 因为心肌缺血坏死造成左心室重塑，以及心肌缺血导致的乳头肌功能不全或断裂，造成二尖瓣反流，从而导致左心扩大（图 4-1-11）。

需要注意的是，多支冠状动脉病变时，可造成心肌运动弥漫性减低，与扩张型心肌病不易鉴别，而通过病史、冠状动脉造影等可确诊。

5. **全身性疾病**（systemic disease）　导致左心扩大的全身性疾病主要有贫血（图 4-1-12）、甲状腺功能亢进、甲状腺功能减退、慢性肾功能不全等。这些与代谢性异常有关的疾病通过增加心肌收缩力、增加心脏容量负荷、心肌纤维化等因素造成左心扩大。

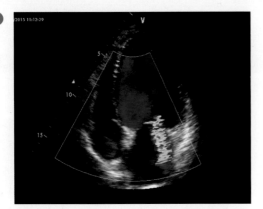

图 4-1-10　与图 2-1-5 是同一患者，左心扩大导致二尖瓣相对性中度关闭不全

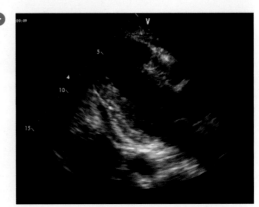

图 4-1-11　广泛前壁前间壁心肌梗死，左心室心尖部室壁瘤形成，左心扩大

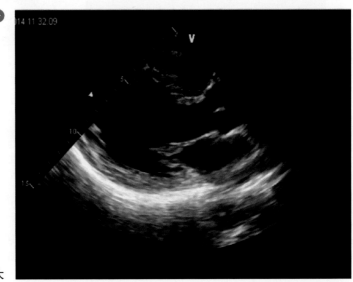

图 4-1-12　贫血导致左心扩大

小结

左心扩大，是许多疾病的重要表现。思路决定方向，熟悉上述超声诊断思路，心超医师才能在纷繁复杂的疾病中逐一排查，最终找出左心扩大的真相。

第二节 出师之前细思量，"右心扩大"胸成竹

 视频目录

导读

右心扩大，和左心扩大一样，亦是心超医师经常发现的间接征象。右心扩大的背后，亦隐藏着众多纷繁复杂的秘密。面对右心扩大的征象，细细思量，逐一排查，才能让心超医师不再发出"出师未捷心绪乱，常使病人泪满襟"的慨叹和怨艾。

右心，位居心脏的右侧，与左心二分天下，互不干扰和往来。对人体而言，左、右心在位置上分庭抗礼，但在实力上，却是有着高下之分的。与左心相比，右心的静脉血明显处于劣势，但当肺循环的压力增高或容量负荷增加时，形态也会发生相应的改变，此时，右心可能就会扭转局面，其攫取的"优势"就可能以心腔扩大的形式出现了。

成人心脏右侧的心室通过房室瓣与心房相通，成为供应肺循环的原动力，将血液泵向肺部。而右侧的心房则通过上、下腔静脉口接纳全身静脉血液的回流，通过冠状静脉窦口接纳心脏本身静脉血的回流，成为全身静脉血的回收站。由于右心解剖结构的特点，以及其在人体血液循环中的使命不同，右心除了对容量负荷敏感外，对压力负荷的变化更加敏感。

心超医师给出"右心扩大"的诊断，亦不是难事，但检查的真正意义是找出右心扩大的真正原因。检查之时细细思量，才能真正做到胸有成竹，出师必捷。

一、循序渐进，揭开面纱

笔者首先通过一例右心扩大的实例，来打开右心扩大的诊断思路。

患者，女，64 岁，因胸部不适、咳嗽、下肢肿胀入院，曾在外院多次住院未明确诊断。入

院后先行超声心动图检查发现右心扩大（图4-2-1、图4-2-2）。

超声心动图提示右心扩大，结合病史考虑肺栓塞。随后，行血液检查发现D-二聚体明显升高，心电图显示Ⅰ导联S波加深，Ⅲ导联出现Q波及T波倒置，进一步支持肺栓塞的诊断。于是，建议行下肢静脉血管超声检查（图4-2-3）。

至此，基本可以确定肺栓塞的诊断。为明确诊断，行放射性核素肺血流灌注显像（图4-2-4）。

肺栓塞诊断成立，行溶栓治疗（图4-2-5）。

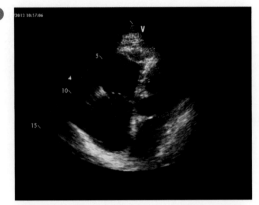

图4-2-1 右心明显扩大，右室壁运动正常，少量心包积液

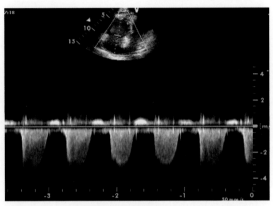

图4-2-2 肺动脉压中度增高

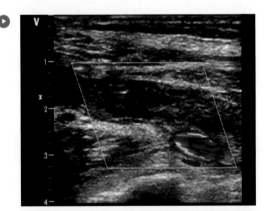

图4-2-3 左下肢深静脉血栓形成，血流充盈缺损

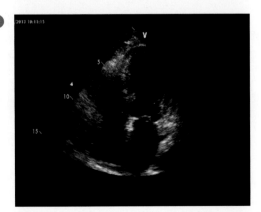

图4-2-5 溶栓治疗5天后，右心恢复至正常大小

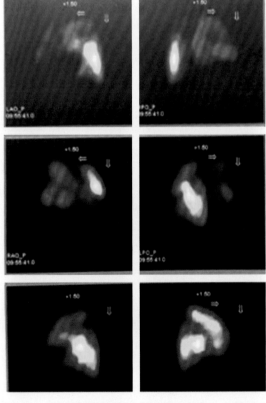

图4-2-4 放射性核素肺血流灌注显像，右肺及左肺上叶血流灌注减低

二、右心扩大的超声判断

与左心室相比，右心室的形态学更不规则，更难统一右心室的测量标准。传统上于胸骨旁左心长轴切面测量右心室大小，由于检查者的认知不同，测量点不同，误差较大。笔者认为，于心尖四腔心切面观察左、右心的比例，舒张末期右心室的最大横径一般在左心室的 1/2~2/3。舒张末期右心室的最大横径大于 4.0cm 视为右心室扩大，收缩末期右心房的最大横径大于 4.0cm 视为右心房扩大。

同时，右心室的形态学改变同样是判断其大小的一个很适用的方法。正常情况下，室间隔参与左心室的运动。当右心扩大或右心压力增高时，室间隔运动变得平直，甚至凸向左心室侧，表现为与左心室后壁同向运动。因此，右心室的形态学显得饱满（图 4-2-6）。

三、右心扩大的原因

1. 先天性心脏病（congenital heart disease） 导致右心扩大的先天性心脏病主要包括房间隔缺损（ASD）、主动脉窦瘤破裂（RASA），破入右心系统、冠状动脉瘘（CAF），瘘入右心系统、肺静脉异位引流（APVC）、三尖瓣下移畸形（Ebstein's anomaly）等。

ASD 的双期左向右分流，使得右心容量负荷增加，右心扩大。右心扩大的程度与缺损的大小有关，少量分流时右心可不扩大（图 3-6-9、图 3-6-10）。

RASA 破入右心系统和 CAF 瘘入右心系统，均是双期左向右分流，导致右心容量负荷增加，右心扩大。右心扩大的程度取决于分流量的大小、引流的部位等。

APVC 由于部分或全部肺静脉与右心房或体静脉或冠状静脉窦连接，导致右心容量负荷增加，右心扩大。APVC 患者为生存所需，一般同时合并 ASD 或卵圆孔未闭（PFO）（图 3-4-14 ~ 图 3-4-18）。

三尖瓣下移畸形，由于其隔瓣和后瓣下移，部分右室房化，瓣膜不在同一水平而使得三尖瓣反流较重，导致右心扩大。亦常合并 ASD 或 PFO（图 3-4-1、图 3-4-2）。

关于导致右心扩大的先天性心脏病，将在本章第四节中详细讨论。

2. 肺动脉栓塞（pulmonary embolism，PE） 体循环的各种栓子脱落均可引起肺栓塞，最常见的肺栓子为血栓。PE 患者由于栓子堵塞肺动脉或分支，造成肺循环阻力增加，肺动脉压升高，导致肺动脉增宽，右心扩大。

超声心动图可以直接显示肺动脉主干及左、右肺动脉内的栓子。对于肺内分支动脉的栓塞，

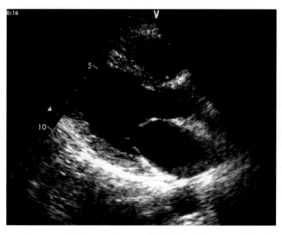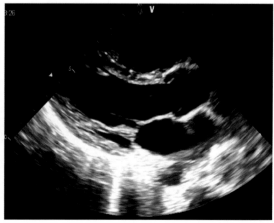

图 4-2-6　左图显示右心正常大小，室间隔运动正常；右图显示右心扩大，室间隔运动平直并稍凸向左室侧

超声心动图可提示右心扩大、肺动脉增宽、室间隔运动异常、三尖瓣反流及肺动脉高压等间接征象，并根据临床表现及相关检查如心电图、D-二聚体、血气分析、肢体静脉血管超声检查、放射性核素肺血流灌注显像进行诊断（图 4-2-7 ～图 4-2-11）。

由于起病时间短及栓塞累及面积小的原因，超声心动图表现正常者不能排除 PE。对临床怀疑 PE 的患者，必须对下肢深静脉进行常规超声检查。

3. 心肌病（cardiomyopathy）   导致右心扩大的心肌病主要包括致心律失常型右心室心肌病（ARVC）、右心室心肌致密化不全（RVNC）（图 4-2-12、图 4-2-13）、扩张型心肌病等。

其中，ARVC 是一种常染色体显性遗传家族性疾病，以右心室心肌被进行性纤维脂肪组织替代为特征；RVNC 属于先天性心脏病，较为少见。

4. 肺源性心脏病（pulmonary heart disease）   主要是由于支气管 - 肺组织或肺动脉血管病变

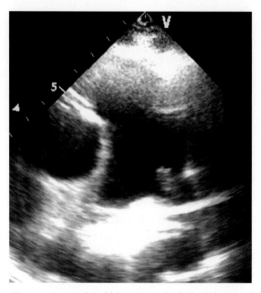

图 4-2-7　心底短轴切面显示左肺动脉栓子，肺动脉主干增宽

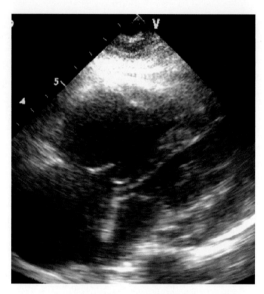

图 4-2-8　胸骨旁四腔心切面显示右心明显扩大

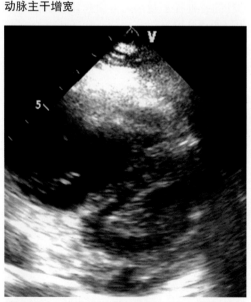

图 4-2-9　左心室短轴切面显示右心扩大，室间隔运动平直并稍凸向左室侧

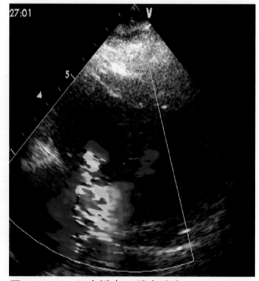

图 4-2-10　三尖瓣中 - 重度反流

所致肺动脉高压引起的心脏病。根据起病缓急和病程长短，分为急性和慢性两类。临床上以后者多见。由于肺动脉高压，使得右心肥厚、右心扩大（图4-2-14）。

5. 肺动脉高压（pulmonary hypertension，PH）　PH的特征为肺血管阻力持续增高，最终发展为右心扩大及右侧心力衰竭。其诊断标准为：海平面静息状态下，右心导管检测肺动脉平均压大于等于25mmHg。PH是一种常见病、多发病，且致残率和病死率均很高，应引起人们的高度重视。

PH可简单分为原发性和继发性两大类。导致PH的病因有特发性或家族性、先天性心脏病，结缔组织病，肺部疾病，肺栓塞，左心疾病，门脉高压，HIV感染，服用减肥药或中枢性食欲抑制药等。

超声心动图可用于快速评估肺动脉压力并寻找病因，已成为可疑PH的首选检查，但金标准依然是右心导管检查（图4-2-15、图4-2-16）。

6. 冠心病（coronary heart disease）　冠心病致右心室心肌梗死、右室重塑及心肌缺血导致的乳头肌功能不全，造成三尖瓣反流，导致右心扩大（图4-2-17）。

7. 瓣膜性心脏病（valvular heart disease）　所有导致三尖瓣、肺动脉瓣中至重度关闭不全的病因，都可以导致右心扩大。主要病因有风湿性（图4-2-18、图4-2-19）、感染性（图4-2-20）、先天性、脱垂等。导致右心扩大的瓣膜性心脏病相对少见。

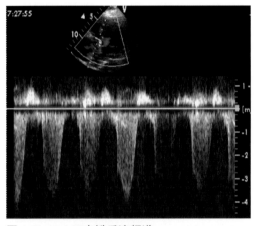

图4-2-11　三尖瓣反流频谱

峰值血流速度（PFV）4.0m/s，压力阶差（PG）64mmHg

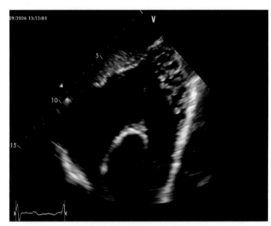

图4-2-12　右心室心肌致密化不全

右室流出道肌小梁明显增多增粗，小梁隐窝增宽

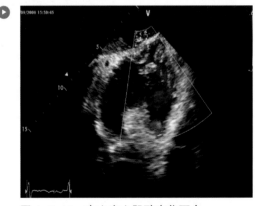

图4-2-13　右心室心肌致密化不全

右室腔与右室流出道增宽的小梁隐窝之间血流相通

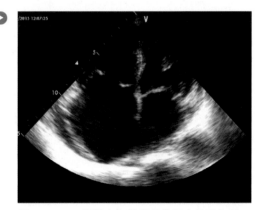

图4-2-14　慢性支气管炎并发阻塞性肺气肿，导致右心扩大

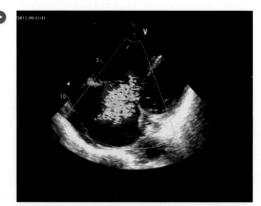

图 4-2-15 系统性红斑狼疮患者，右心扩大，三尖瓣重度关闭不全

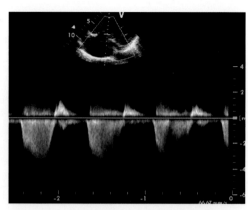

图 4-2-16 同一患者，三尖瓣反流频谱峰值血流速度（PFV）4.0m/s，压力阶差（PG）64mmHg

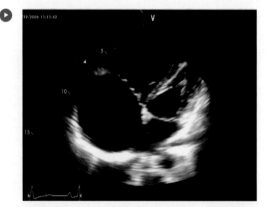

图 4-2-17 冠心病右心室心肌梗死，右心扩大

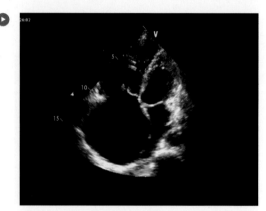

图 4-2-18 风湿性心脏病三尖瓣增厚，开放受限，右心扩大

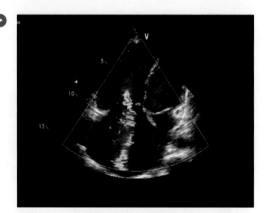

图 4-2-19 同一患者，三尖瓣重度关闭不全，三尖瓣口舒张期呈射流血流信号

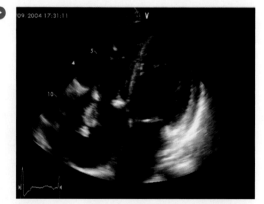

图 4-2-20 感染性心内膜炎致三尖瓣赘生物，右心扩大

小结

　　右心扩大，是不可忽视的重要征象。准确地判断右心是否扩大，熟悉上述超声诊断思路，心超医师才能在纷繁复杂的疾病中逐一排查，最终找出右心扩大的真相。

第三节　左心扩大之先天性心脏病

 视频目录

导读

　　各种先天性心脏发育程序的错误，会不同程度打乱左右心的平衡，造成不同的后果。对左心而言，容量负荷的不断增加，将会导致左侧心腔的扩大。找到左心扩大背后那些先天性的原因，才能为临床提供指向性的诊疗指导。

　　如果说人体是一部高精密度的机器，那么心脏就是这部机器不可替代的核心发动机。心脏自胚胎发育伊始，直到成品面世，需要经历极其复杂的工艺流程，最后将四个房间、四根肺静脉、两根腔静脉和大动脉，还有庞杂成网的冠状动脉、冠状静脉等，毫厘不差地组合在一起，才能被打上生命的标签，供给我们身体源源不断的动力。

　　心的左边和右边二分天下，两边本该相安无事，各司其职，但意外总会不期而至。而有些意外，却是在出生之前就已经注定。发育程序的错误，最终会导致心脏的先天性缺陷，也就是老百姓闻之色变的先天性心脏病。在环境因素的影响下，如妇女妊娠时服用药物、感染病毒、环境污染、射线辐射等，先天性心脏病并不鲜见。

　　在左心扩大的阵营中，先天性心脏病的比例不容小觑。先天性的各种发育缺陷，包括主-肺动脉之间的异常通道，未封闭的室间隔，以及分布在主动脉、冠状动脉与心腔之间各种的破口，林林总总，让左心系统与右心系统之间出现了异常的交通。而这些走错了方向的血流，日积月累，让心脏不堪重负，最终不断地膨胀自己，以左心腔扩大的面目出现在我们的眼前。

一、室间隔缺损

　　室间隔缺损（ventricular septal defect，VSD）的收缩期左向右分流，左心室收缩的同时，右心室收缩将分流进入右心室的血流迅速泵入肺动脉，从而导致左心室容量负荷增加，造成左心扩大。随病情发展，出现严重的肺动脉高压时，会造成双向分流或右向左分流，导致右心扩大（图4-3-1）。

VSD 属常见先天性心脏病之一，缺损的部位各异、数量不一，因此 VSD 的分型存在多种版本。分型的目的是为了心脏外科医师选择合理的手术入路，便于术中快速找到缺损的部位。目前，Feigenbaum 的教科书 *Echocardiography* 对 VSD 的分型广为国内外所认同，它将 VSD 分为膜周部型（图4-3-2）、流出道型（含嵴下型、嵴上型）（图4-3-3）、肌部型（图4-3-4、图4-3-5）、流入道型四型。

膜周部型常见，约占 80%，流入道型和肌部型均较少见，肌部型最容易漏诊。

关于二维超声心动图对 VSD 分型的定位诊断，将在第七章第四节进行解读。

二、动脉导管未闭

动脉导管未闭（patent ductus arteriosus，PDA）的全心动周期的主动脉向肺动脉分流，使得肺循环血流量增加，进而导致左心室容量负荷增加，造成左心扩大。出现肺动脉高压时，可造成

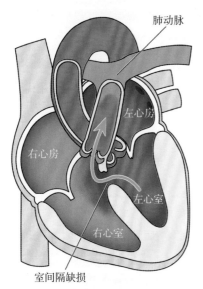

图 4-3-1　室间隔缺损

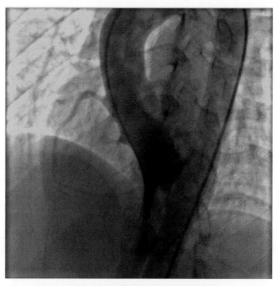

图 4-3-2　DSA 显示膜周部型室间隔缺损

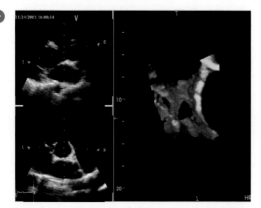

图 4-3-3　流出道型室间隔缺损的实时三维超声心动图

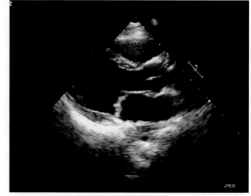

图 4-3-4　肌部型室间隔缺损，前间隔中部回声中断，左心扩大

双向分流或右向左分流。

根据 PDA 的形态，可分为管型、漏斗型、窗型、哑铃型及动脉瘤型。除常规观察主动脉根部短轴切面外，胸骨上窝主动脉弓长轴切面亦是诊断 PDA 的重要切面，尤其是对胸前区切面显示不佳者（图 4-3-6、图 4-3-7）。

三、主动脉窦瘤破裂

主动脉窦瘤，又称冠状动脉窦瘤、瓦氏窦瘤等，是先天缺陷的主动脉基底部薄弱处在主动脉高压血流的冲击下，逐渐呈瘤样扩张而致。若发生破裂，依据破口部位的不同，造成相应的血流动力学改变。

主动脉窦瘤破入左心系统，多见于左冠窦瘤破裂，破入左心房或左室流出道，相对较少，直接导致左心容量负荷增加，造成左心扩大。

主动脉窦瘤破入右室流出道，多见于右冠窦瘤破裂，其分流的血流收缩期很快从右室流出道经肺循环进入左心，导致左心容量负荷增加，造成左心扩大。

右冠窦瘤破裂常合并室间隔缺损和主动脉瓣脱垂，又称室间隔缺损三联征（图 4-3-8、图 4-3-9、图 3-3-6）。

右冠窦瘤破入右室流出道需与室间隔缺损鉴别。两者发生的部位不同，前者位于主动脉瓣水

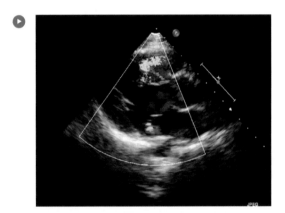

图 4-3-5　肌部型室间隔缺损，心室水平收缩期左向右分流

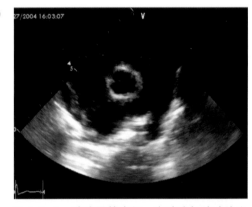

图 4-3-6　动脉导管未闭，主动脉与肺动脉之间显示异常通道

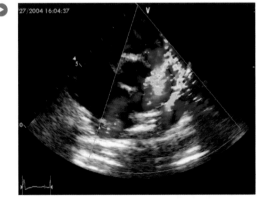

图 4-3-7　同一患者，全心动周期主动脉向肺动脉分流

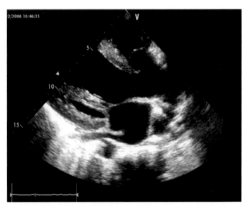

图 4-3-8　右冠窦瘤破入右室流出道，合并室间隔缺损，左心扩大

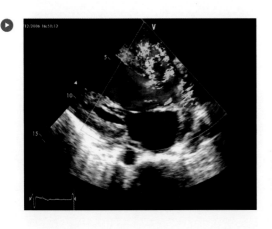

图4-3-9　右冠窦瘤破入右室流出道的双期左向右分流、室间隔缺损的收缩期左向右分流及主动脉瓣右冠瓣脱垂所致的主动脉瓣中至重度关闭不全共同导致左心扩大

平之上，后者位于主动脉瓣水平之下；两者分流的时相不同，前者为双期左向右分流，后者为收缩期左向右分流。

四、冠状动脉瘘

冠状动脉瘘（coronary artery fistula，CAF）瘘入左心系统比较少见，约占CAF的10%。CAF瘘入左心室者更少，仅占所有CAF的3%。其血流动力学改变取决于分流量的大小、引流的部位等，造成左心不同程度的扩大（图3-2-8 ~ 图3-2-11）。

CAF瘘入左心房者，由于左心房压力持续小于主动脉压导致连续性分流；而瘘入左心室者，则为舒张期冠状动脉向左心室的分流。

五、主动脉 – 肺动脉间隔缺损

胚胎发育时，动脉干分出主动脉及肺动脉，并完全独立，当这个过程出现障碍，主动脉与肺动脉之间出现直接交通，即出现主动脉 – 肺动脉间隔缺损（aorto-pulmonary septal defect，APSD），又称主 – 肺动脉窗。APSD的血流动力学改变类似PDA，全心动周期的升主动脉向肺动脉干的左向右分流，导致左心扩大（图3-3-15 ~ 图3-3-16）。

APSD需与窗型PDA鉴别。二者之间的区别本质为缺损的部位不同，APSD位于升主动脉，而PDA位于降主动脉。因此，胸骨上窝主动脉弓长轴切面是鉴别二者的重要切面，在该切面，肺动脉短轴的左侧为APSD，而右侧为窗型PDA。

除上述导致左心扩大的先天性心脏病之外，二尖瓣或主动脉瓣先天性畸形，如二尖瓣叶裂、二叶式、四叶式或六叶式主动脉瓣畸形等引起的较重的瓣膜关闭不全，亦可导致左心扩大，我们将在本章第五节中讨论。

小结

先天性心脏病是造成左心扩大的一个重要原因，早期诊断是此类患者预后的关键。心超医师面对"左心扩大"的征象，要时刻提醒自己注意对心内异常血流的判断，同时对分流的时相、部位做出准确的观察，并熟知文中提及的几类常见先天性心脏病，才能做到心中有数，不把先天当后天，造成诊疗的延误。

第四节　右心扩大之先天性心脏病

导读

先天性发育异常导致的右侧心腔扩大，并不鲜见。与左心一样，找到右心扩大背后那些先天性的原因，才能做到辨清"异病同相"，为临床提供指向性的诊疗指导。

在心脏这个人体发动机里，位居右侧的右心腔内的静脉血与毗邻的左心腔内的动脉血虽分属两个系统，却又靠肺静脉及腔静脉巧妙地连接在一起，彼此需要，成为一个不可分割的整体。

右心是肺循环的原动力，又是全身静脉血的回收站，所以，有着其独特的解剖结构特点，来完成其特殊的使命。右心具有阻力小、容量大的特点，除了对容量负荷敏感外，对压力负荷的变化更加敏感，容量负荷和压力负荷的增加都会导致右心扩大。

与左心一样，在右心扩大的阵营中，先天性心脏病的比例同样不容忽视。先天性的各种发育缺陷，包括未封闭的房间隔，以及分布在主动脉、冠状动脉与心腔之间各种的破口、肺静脉方向的迷失、右房室口的瓣膜下移，林林总总，让右心的负荷不断增加，最终不断地膨胀自己，并影响整个心脏。

一、房间隔缺损

房间隔缺损（atrial septal defect，ASD）的双期左向右分流，使得右心在接收上、下腔静脉及冠状静脉窦回流血液的同时，还要接收左心房分流的血液，造成右心容量负荷增加，导致右心扩大（图 4-4-1）。右心扩大的程度与缺损的大小有关，少量分流时右心可不扩大。因此，右心不大的患者，房间隔缺损也可能存在（图 3-3-17、图 3-3-18）。如果超声心动图仅检测到较小的房间隔缺损，而右心扩大不能解释时，一定要排除有无合并肺静脉异位引流、三尖瓣下移畸形等。

ASD 总体上可分为原发孔型及继发孔型，后者又分为中央型（图 3-7-4、图 3-7-5）、上腔型（图 3-7-6、图 3-7-7）、下腔型（图 3-7-8、图 3-7-9）及混合型（图 3-7-16、图 3-7-17）。另外，还有冠状静脉窦型房间隔缺损，它是冠状静脉窦顶部与左心房后壁之间的间隔缺损，又称无顶冠状静脉窦综合征。从解剖上看，它不是真正的房间隔缺损，由于其血流动力学改变与房间隔缺损相似，虽然可有冠状静脉窦的血流进入左心房，但更多的血流还是从左心房经冠状静脉窦进入右心房，因此，右心扩大（图 3-6-7 ~ 图 3-6-10）。其中，中央型最为常见，占 70% 左右；冠状静脉窦型非常少见，约占 1%。

ASD 可单独发生，也可与其他心血管畸形同时存在，也可以是复杂心脏畸形的一个组成部分或必需条件（图 3-4-1、图 3-4-2、图 3-4-14 ~ 图 3-4-18）。

超声心动图是诊断房间隔缺损的首选方法，经胸超声心动图可诊断大多数房间隔缺损，对少数因解剖位置关系或透声条件差不易显示的患者，可行经食管超声心动图或静脉声学造影检查（图 3-7-10 ~ 图 3-7-15）。

需要注意的是，房间隔缺损容易误诊或漏诊。

让心超医师迷惑的是，如何鉴别同样位于卵圆窝处的中央型小房间隔缺损和卵圆孔未闭。笔者认为，前者是房间隔连续性的中断，而后者是原发隔与继发隔之间的缝隙开放而导致左心房的血流通过继发孔与卵圆孔交通。如果二维超声心动图多个切面均未显示中断，而彩色多普勒显示细束分流，提示卵圆孔未闭更妥。关于房间隔缺损与卵圆孔未闭之间的区别及其临床意义，我们将在第七章第七节中详细讨论。

二、心内膜垫缺损

心内膜垫存在于哺乳类和鸟类胚胎的心脏中，与心房、心室间的中隔形成及房室瓣的形成有关。依据缺损的部位和程度，心内膜垫缺损（endocardial cushion defect，ECD）分为部分型、完全型及过渡型三类。部分型 ECD 包括单纯原发孔型房间隔缺损、原发孔型房间隔缺损合并二尖瓣前叶裂或三尖瓣隔瓣裂、单心房、单纯二尖瓣前叶裂及左室 - 右房通道；完全性 ECD 由原发孔型房间隔缺损、较大的流入道型室间隔缺损及共同房室瓣构成；过渡性 ECD 介于以上两型之间，由原发孔型房间隔缺损、较小的流入道型室间隔缺损及两组异常的房室瓣构成。

部分型 ECD 中的原发孔型房间隔缺损血流动力学主要表现为右心容量负荷增加，右心扩大。部分型 ECD 因为二尖瓣叶裂的存在亦可因不同程度的反流而导致左心容量负荷增加，左心扩大（图 3-4-6、图 3-4-7）。完全型 ECD，由于四个心腔相通，心房心室水平的左向右分流及共同房室瓣的反流，导致全心容量负荷增加，四个心腔均扩大，常以右心增大为主（图 3-4-4）。过渡型 ECD 则介于以上两型之间的血流动力学表现，一般以右心扩大为主。

三、主动脉窦瘤破裂

主动脉窦瘤破裂（rupture of aortic sinus aneurysm，

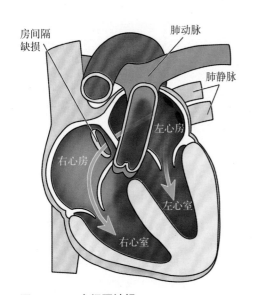

图 4-4-1　房间隔缺损

RASA）最好发于右冠窦，其次为无冠窦。因此，主动脉窦瘤发生破裂，最常见的是右冠窦瘤破入右心室及右室流出道，其次为无冠窦瘤破入右心房。当主动脉窦瘤破入右心系统，造成双期左向右分流，导致右心容量负荷增加，右心扩大（图4-4-2、图4-4-3）。值得注意的是，右冠窦瘤破入右室流出道，其血流动力学改变最终造成的是左心扩大。

右心扩大的程度取决于分流量的大小、引流的部位等。

四、冠状动脉瘘

冠状动脉瘘（coronary artery fistula，CAF）瘘入右心系统约占CAF的90%，由于主动脉与右心的持续压差，造成瘘口处双期左向右分流，导致右心容量负荷增加，右心扩大（图4-4-4、图4-4-5）。

右心扩大的程度取决于分流量的大小、引流的部位等。对于分流量较小或冠脉细小分支的小冠瘘，心腔大小可以正常（图3-2-13 ～图3-2-15）。

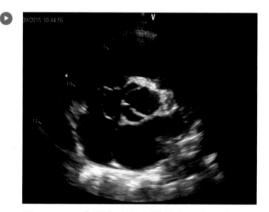

图4-4-2 右冠窦瘤呈囊袋样突入右心房，其上可见破口

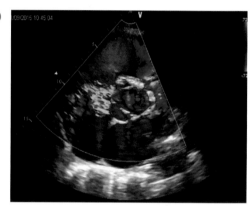

图4-4-3 CDFI显示主动脉向右心房的双期分流血流信号

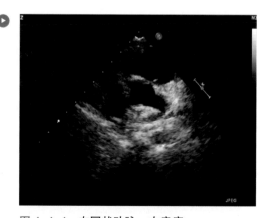

图4-4-4 左冠状动脉 – 右房瘘
左冠状动脉主干开口处明显增宽，右冠状动脉内径正常

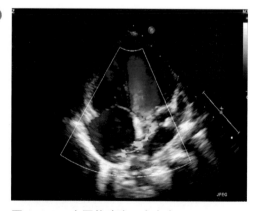

图4-4-5 左冠状动脉 – 右房瘘
CDFI显示血流经左冠状动脉瘘管分流进入右心房

五、肺静脉异位引流

作为肺循环后的回心管道，正常肺静脉分为左上、左下及右上、右下四根，可分别或汇合后与左心房连接，将加氧后的动脉血输注入左心。若肺静脉迷失了方向，部分或全部离开了左心房，而投入了右心房或体静脉或冠状静脉窦的怀抱，将额外增加右心的容量负荷，导致右心扩大。

完全型肺静脉异位引流（anomalous pulmonary venous connection，APVC）的左、右肺静脉常组成共同肺静脉干，在心上通过上腔静脉入右心房（图3-4-14～图3-4-18），在心内通过冠状静脉窦或直接开口于右心房（图4-4-6、图4-4-7），在心下汇入门静脉或下腔静脉入右心房。而部分型APVC中，右肺静脉常与右心房、上腔静脉连接，左肺静脉常与左头臂静脉、冠状静脉窦连接。

APVC患者为生存所需，一般同时合并房间隔缺损（ASD）或卵圆孔未闭（PFO）。

六、三尖瓣下移畸形

三尖瓣下移畸形（Ebstein anomaly），由于其隔瓣和后瓣同时下移，部分右室房化，瓣膜不在同一水平而使得三尖瓣反流较重，导致右心扩大。亦常合并ASD或PFO（图3-4-1、图3-4-2、图3-6-4、图3-6-5）。

四腔心切面可显示隔瓣下移，三尖瓣隔瓣附着点与二尖瓣前叶附着点的距离在成人患者超过1.5cm，即可诊断；右室流入道长轴切面是观察后瓣下移的最佳切面，此切面可显示下移的后瓣与前瓣不在同一个水平；而在上述切面中，前瓣位置未发生改变，但瓣叶变得冗长，活动度极大。

七、卢滕巴赫综合征

Lutembacher于1916年最早描述卢滕巴赫综合征（Lutembacher syndrome），包括继发孔型房间隔缺损和二尖瓣狭窄。后来其含义扩大，即心房水平的分流包括先天性和后天性，二尖瓣狭窄包括风湿性和先天性。

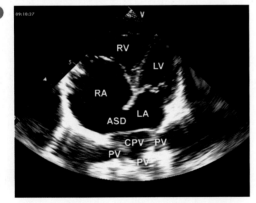

图4-4-6 心内型完全型肺静脉异位引流

全部肺静脉（PV）汇合成肺静脉总干（CPV），位于左心房后上方，合并房间隔缺损（ASD）。

RA：右心房；RV：右心室；LV：左心室；

LA：左心房

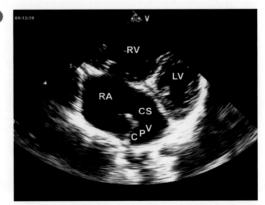

图4-4-7 同一患者，四腔心下切面显示肺静脉总干（CPV）汇入扩张的冠状静脉窦（CS），再汇入右心房（RA）

RV：右心室；LV：左心室

卢滕巴赫综合征的病理生理学特点是房间隔缺损减轻了二尖瓣狭窄所造成的左心房负荷和肺淤血状态，而二尖瓣狭窄却加重了心房水平的左向右分流，增加了右心容量负荷，易形成肺动脉高压和心力衰竭，同时左心室容量负荷减少（图 4-4-8 ～图 4-4-10）。

除此之外，艾森门格综合征、法洛四联症等都是导致右心扩大的先天性心脏病，这里不再赘述。

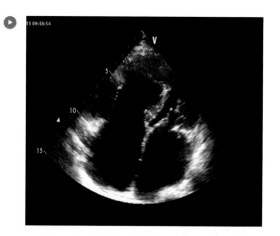

图 4-4-8　卢滕巴赫综合征，继发孔型房间隔缺损并二尖瓣狭窄

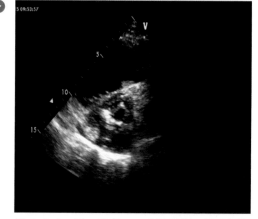

图 4-4-9　同一患者，二尖瓣增厚，瓣口面积减小

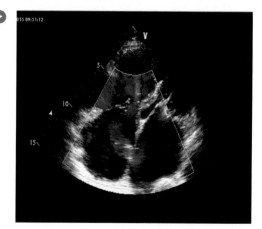

图 4-4-10　同一患者，CDFI 显示心房水平左向右分流，舒张期二尖瓣口血流加速

小结

先天性心脏病导致的右心扩大，在实际工作中并不少见。注意对心内异常分流的检出，并根据其线索准确地判断出异常血流的来源与去向，同时对无分流型的先天性心脏病血流动力学熟谙于心，才能对此类疾病做到心中有数。

第五节　左心扩大之瓣膜性心脏病

▶ 视频目录

导读

　　房室瓣和半月瓣，在心室的舒缩活动中，如阀门一般开关，让心腔中的血液定向流动。当各种原因所致的二尖瓣和主动脉瓣器质性损害，引起瓣膜关闭不全，造成左心容量负荷增加，均会导致左心扩大。

　　对于心脏而言，瓣膜犹如房室口或动脉口的阀门（图 4-5-1）。在显微镜下，瓣膜是心内膜向心腔内的延续，光滑而纤薄；在超声视野下，瓣膜在心脏的舒缩下规律地开闭；而在多普勒的世界里，瓣膜闭合的声音就成了我们能听到的一声声美妙的心跳，纯粹而清脆。

　　心脏里有四组瓣膜，即左心的二尖瓣、主动脉瓣及右心的三尖瓣和肺动脉瓣。在心脏永不停止的血液循环活动中，瓣膜扮演的角色既普通又关键，它们就像心腔内的交通执法者一般，指挥着血液的流动秩序，使血液永远只能单向流动而无法倒流。

　　二尖瓣由前叶和后叶两叶组成，而主动脉瓣由三个半月瓣（左冠瓣、右冠瓣、无冠瓣）组成，都身居左心要道。左心室舒张，左心房血液通过二尖瓣进入左心室；左心室收缩，泵血经由主动脉瓣进入主动脉。当瓣膜受到各种致病因素损伤或先天性发育异常造成器质性病变时，将会引起瓣膜关闭不全，心腔就可能扩大。

　　对于左心而言，所有导致二尖瓣、主动脉瓣中度以上关闭不全的病因，都可以导致左心扩大。主要病因有风湿性、感染性、先天性、脱垂等。

一、超声判断瓣膜关闭不全的程度

一般根据反流束的长度、宽度及面积来判断关闭不全的程度（图4-5-2、图4-5-3），但应结合左心室大小进行估计，中度以上的关闭不全才会导致左心室扩大。

二、导致左心扩大的瓣膜性心脏病

1. 风湿性心脏瓣膜病　风湿性瓣膜病变，是引起二尖瓣及主动脉瓣关闭不全最常见的原因。由于反复的炎症刺激，导致瓣膜增厚、僵硬、卷曲、缩短，关闭时不能完全闭合，产生大量血液反流。

风湿性二尖瓣关闭不全时，收缩期左心室一部分血液反流到左心房内，增加了左心房血容量。舒张期大量血液充盈左心室，左心室容量负荷过重，左心扩大。左心室扩大随着二尖瓣关闭不全的程度加重而加重。

风湿性主动脉瓣病变时，瓣膜增厚，挛缩变形，导致瓣膜对合不良。舒张期主动脉部分血液反流至左心室，使得舒张期左心室不仅要接收左心房充盈的血流，还要接收主动脉瓣反流的血流，导致左心室容量负荷增加，出现左心室扩大（图4-5-4、图4-5-5）。

风湿性心脏瓣膜病常同时累及两组以上的瓣膜，此时联合瓣膜病变不是简单的组合，而是表现为以损害较重的瓣膜为主，几种病变相互影响和制约的关系。当二尖瓣狭窄合并主动脉瓣关闭不全时，由于左心房进入左心室的血液减少，会使主动脉瓣关闭不全的实际反流量减少。而主动

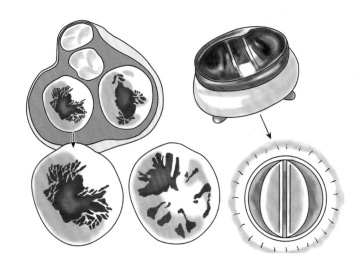

图4-5-1　各类瓣膜

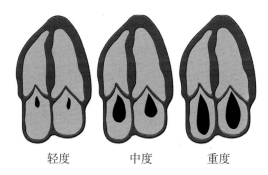

轻度　　　中度　　　重度

图4-5-2　二尖瓣、三尖瓣关闭不全程度

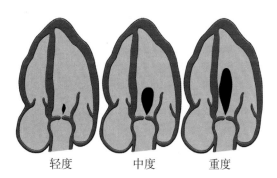

轻度　　　中度　　　重度

图4-5-3　主动脉瓣关闭不全程度

脉瓣狭窄合并二尖瓣关闭不全时，会加重二尖瓣关闭不全的反流量，使得左心扩大更加明显。

2. 感染性心脏瓣膜病　　感染性心内膜炎（infective endocarditis, IE）是心内膜表面存在微生物感染的一种状态。赘生物是其特征性病变，心脏瓣膜最常受累，亦可累及间隔缺损处、腱索或心内膜面。赘生物多见于二尖瓣/三尖瓣的心房面或主动脉瓣/肺动脉瓣的心室面。感染性心内膜炎常导致各种并发症，如腱索断裂、瓣膜穿孔、瓣膜脓肿、瓣膜瘤、瓣环脓肿及心肌内脓肿等。

感染性心内膜炎侵犯二尖瓣（图4-5-6、图4-5-7）或主动脉瓣（图4-1-8、图4-1-9）时，引起瓣膜破坏，导致瓣膜关闭不全，使得左心容量负荷增加，左心扩大。

需要注意的是，瓣膜感染一般都有病理基础，如二尖瓣脱垂、二叶式主动脉瓣等（图4-5-8~图4-5-10）。

3. 先天性心脏瓣膜病　　先天性心脏瓣膜病以主动脉瓣疾病多见，病变的瓣膜可为单叶、二叶（图3-3-7、图3-3-8、图4-5-11）、四叶畸形（图3-3-9、图4-5-12），甚至更多叶畸形（图3-3-10、图4-5-13），二叶式畸形最为常见。

先天性二尖瓣病变相对较少，如二尖瓣前叶裂（图3-4-8~图3-4-10）、双孔二尖瓣及降落伞形二尖瓣等。

先天性二尖瓣或主动脉瓣病变均可导致瓣膜狭窄或关闭不全，较严重的关闭不全则导致左心扩大。

4. 瓣膜脱垂　　正常情况下，瓣膜对合良好。当各种原因导致部分瓣叶关闭时超过了瓣环连线水平，即瓣膜脱垂，可引起瓣膜不同程度的关闭不全。

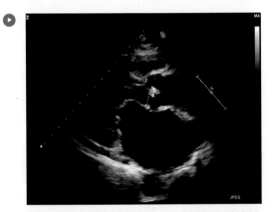

图4-5-4　风湿性心脏病，二尖瓣及主动脉瓣增厚，开放受限，左心扩大

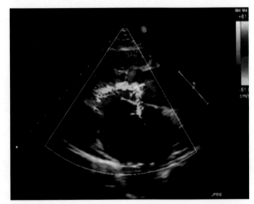

图4-5-5　同一患者，主动脉瓣中-重度关闭不全

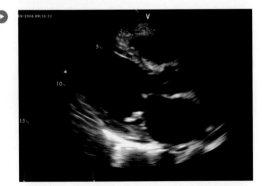

图4-5-6　感染性心内膜炎，二尖瓣后叶赘生物，左心扩大

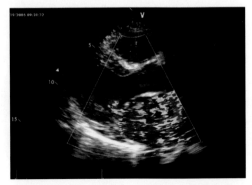

图4-5-7　同一患者，二尖瓣重度关闭不全

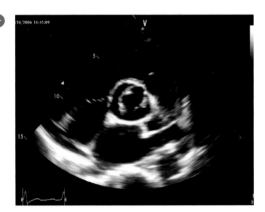

图 4-5-8　二叶式主动脉瓣畸形并赘生物

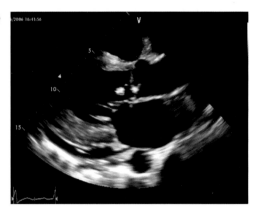

图 4-5-9　同一患者,二尖瓣及主动脉瓣赘生物,二尖瓣前叶和主动脉瓣左冠瓣穿孔,左心扩大

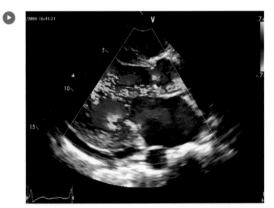

图 4-5-10　同一患者,二尖瓣及主动脉瓣重度关闭不全,二尖瓣前叶瓣体及主动脉瓣左冠瓣瓣体明显反流

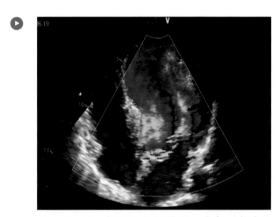

图 4-5-11　与图 3-3-7 是同一患者,主动脉瓣重度关闭不全

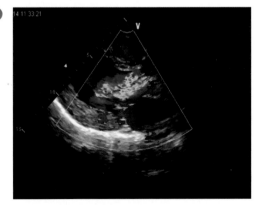

图 4-5-12　与图 3-3-9 是同一患者,主动脉瓣重度关闭不全,左心室扩大

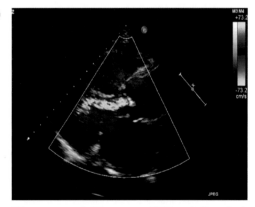

图 4-5-13　与图 3-3-10 是同一患者,主动脉瓣中 – 重度关闭不全

　　二尖瓣脱垂的常见病因为瓣膜本身的黏液样变性、风湿性病变、感染性心内膜炎，乳头肌功能不全等。脱垂时，二尖瓣瓣叶在收缩期部分或全部脱向左心房，引起二尖瓣反流，导致左心扩大（图3-2-3、图3-2-4、图4-5-14）。

　　主动脉瓣脱垂的常见病因为感染、外伤、结缔组织病及马方综合征等。主动脉瓣的部分瓣叶在舒张期脱入左室流出道，造成瓣膜对合错位，引起反流，导致左心扩大。

　　对于二尖瓣脱垂，一般认为收缩期二尖瓣瓣叶超过瓣环连线水平2mm以上，位于左房侧，可以诊断。根据笔者的经验，收缩期二尖瓣瓣叶超过前后叶边缘连线水平且CDFI检测到偏心性反流即可认为是脱垂。需要注意的是，二尖瓣瓣环为"马鞍"形非平面结构，其最高平面位于胸骨旁左心长轴切面显示的二尖瓣瓣环连线，最低平面位于心尖四腔心切面显示的二尖瓣瓣环连线。因此，判断二尖瓣脱垂应以胸骨旁左心长轴切面为标准，心尖四腔心切面为参考。另外，多数二尖瓣后叶上有两个解剖切迹，以此为界，可将后叶分为P1、P2、P3三个区。虽然前叶没有相应的解剖切迹，但为了与后叶相对应，前叶也相应分为A1、A2、A3三个区。因此，应做二尖瓣水平左室短轴切面，对脱垂部位进行分区诊断，为外科行瓣膜成形术提供参考（图4-5-15）。

　　此外，老年性瓣膜退行性改变、升主动脉瘤、主动脉夹层等也可以引起二尖瓣或主动脉瓣关闭不全，最终造成左心扩大。

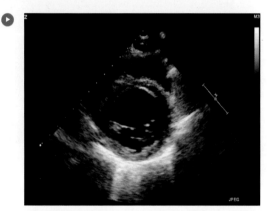

图4-5-14　与图3-2-3是同一患者，二尖瓣水平左室短轴切面显示前叶A2区脱垂

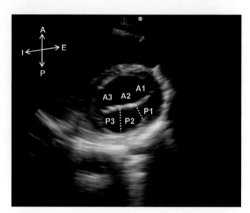

图4-5-15　根据美国超声心动图协会（ASE）推荐，二尖瓣前后叶从前外侧联合到后内侧联合分别分为A1、A2、A3区和P1、P2、P3区

小结

　　心脏瓣膜病在世界各地均属多发病，风湿性、感染性、先天性、脱垂为常见原因，其中所有引起二尖瓣、主动脉瓣中度以上关闭不全的病变，均可以导致左心扩大。但要分清左心扩大与瓣膜关闭不全之间的因果关系，注意鉴别相对性瓣膜关闭不全。

第六节　心脏扩大之心肌病

▶ 视频目录

视频 4-6-2：与图 2-1-5 是同一患者，左心扩大，室壁运动弥漫性减弱
视频 4-6-3：左心室心肌致密化不全
视频 4-6-4：同一患者，隐窝间隙有低速血流与心腔相通
视频 4-6-5：心内膜弹力纤维增生症
视频 4-6-6：同一患者，左心室下壁、后壁、侧壁心内膜增厚
视频 4-6-7：致心律失常型右心室心肌病

导读

　　心肌作为心脏的主体，各种原因导致的心肌病变，包括机械和电活动的异常，常表现为心室异常的肥厚或扩张。面对心脏扩大的征象，在排除了其他疾病后，心肌病应纳入心超医师的思考范畴。

　　在心脏的构造里，心肌占了绝对的比重，当仁不让地成为心脏的主体。在微观世界里，心肌与骨骼肌一样，都有着明暗相间的横纹，又与内脏平滑肌一样，受自主神经支配，不随意志支配。

　　心肌在心脏中的分布并不是平均分配，一般"厚心室而薄心房"，其中，作为泵血的主要腔室，左心室最受心肌细胞青睐，成为心肌最厚的腔室（图 4-6-1）。而相对较薄的心房肌中含有的肽类物质，有很强的利尿、排钠、扩张血管和降低血压的作用。

　　心肌细胞具有收缩性、自律性、兴奋性及传导性，使得心脏可以进行节律性、顺序性、同步性收缩和舒张活动，从而保证了心脏发动机的正常运行，但其本身也需要冠脉动脉血液的滋养，对缺血非常敏感。

　　美国心脏协会（AHA）于 2006 年对心肌病提出新的定义，即心肌病是由各种原因引起的一组非均质的心肌病变，包括心脏机械和电活动的异常，常常表现为心室不适当的肥厚或扩张。不难看出，心脏扩大是心肌病的常见征象。对于左心而言，引起心腔扩大的心肌病变有先天性、遗传性及各种继发性有着明确病史的心肌病等；对于右心而言，病变相对较少，主要包括致心律失常型右心室心肌病、右心室心肌致密化不全、扩张型心肌病等。

一、左心扩大之心肌病

　　1. 扩张型心肌病（dilated cardiomyopathy，DCM）　　DCM 是一种原因未明的原发性心肌疾病，有家族性发病特点，家系分析显示大多数 DCM 家族为常染色体显性遗传，少数为常染色体隐性遗传、线粒体和 X 连锁遗传。近年研究发现与病毒性心肌炎关系密切。

　　本病的特征为左或右心室或双侧心室扩大，并伴有心室收缩功能减退，伴或不伴充血性心力衰竭。

DCM 以左心室扩大为主，超声心动图检查表现为左心室腔扩大而二尖瓣开放幅度减小，室壁变薄或不薄，运动明显减弱。M 型超声心动图呈"钻石征"。常常伴发附壁血栓形成。由于二尖瓣活动幅度减小，切勿诊断为二尖瓣狭窄。应注意左心扩大与二尖瓣反流之间的因果关系，DCM 可造成相对性二尖瓣关闭不全（图 2-1-5，图 4-1-10，图 4-6-2）。

需要注意的是，DCM 是一个排他性诊断，即需要排除其他特异性原因造成的心脏扩大，根据临床表现及冠脉造影等辅助检查可以鉴别。

2. 心肌致密化不全（noncompaction of ventricular myocardium，NVM）　正常胚胎发育的 4 周以内，冠状动脉循环形成之前，胚胎心肌是由海绵状心肌组成，心腔的血液通过其间的隐窝供应相应区域的心肌。至胚胎发育的第 5 ～ 6 周，心室肌逐渐致密化，隐窝被压缩成毛细血管，形成冠状动脉微循环系统。

NVM 是胚胎时期心肌致密化失败所致，是一种与基因相关的先天性疾病，现已发现与 Xq28 染色体上的 G4.5 基因突变有关，属于 X 染色体隐性遗传，有家族发病倾向，可孤立存在，或与其他先天性心脏畸形并存。

NVM 以心室内异常粗大的肌小梁和交错的深隐窝为特征，同一节段心肌儿童的非致密化心肌与致密化心肌厚度的比值大于 1.4，成人其比值大于 2，彩色多普勒可探及隐窝间隙之间有低速血流与心腔相通（图 4-6-3、图 4-6-4）。多为单独左心室受累，少数单独累及右心室或累及双心室。

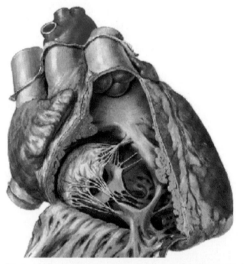
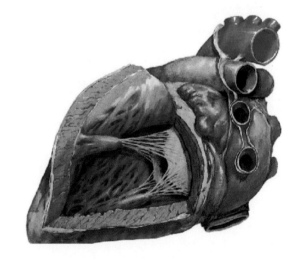

图 4-6-1　左图为右心室心肌；右图为左心室心肌

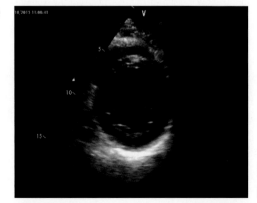

图 4-6-2　与图 2-1-5 是同一患者，左心扩大，室壁运动弥漫性减弱

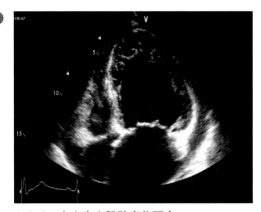

4-6-3　左心室心肌致密化不全

左心室心尖部及室间隔肌小梁增多、增粗，隐窝深陷，形成网状结构，左心扩大

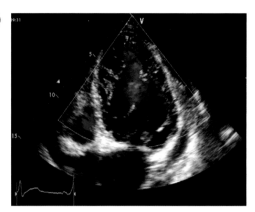

图 4-6-4　同一患者，隐窝间隙有低速血流与心腔相通

正常心肌致密化过程是从心外膜到心内膜，从基底部到心尖部。因此，当心肌致密化过程终止后，以近心尖部 1/3 室壁节段致密不全最为多见。需要注意的是，正常心肌在左心室后内侧组乳头肌附近肌小梁相对较多，切勿以为是心肌致密化不全。

NVM 主要临床表现为心力衰竭、心律失常和系统性栓塞。尽管 NVM 是先天性发育异常，但症状的首发年龄差别很大，多数患者早期无症状，而于中老年时发病。

超声心动图是 NVM 的首选诊断方法。

3. 酒精性心肌病（alcoholic cardiomyopathy）　早在 1884 年，Bollinger 在尸检中发现长期大量饮用啤酒者心脏明显扩大，称其为慕尼黑啤酒心脏。20 世纪以来，大量临床试验和动物实验证明，长期过度饮酒可以引起以心排血量降低为特征的心肌病。

酒精性心肌病是由于乙醇及其代谢产物乙醛等对心肌直接损害的结果，多发于成年男性，通常有 10 年以上过度嗜酒史，临床表现多样化，主要表现为心脏扩大、心功能不全和心律失常。

有大量饮酒史（纯乙醇量 125ml/d，即啤酒 4 瓶或白酒 150g），持续 10 年以上出现心脏病的症状和体征；排除其他心脏病即可考虑本病。强制性戒酒 4～8 周，积极治疗后病情迅速改善，亦支持酒精性心肌病的诊断。

酒精性心肌病的超声心动图表现与扩张型心肌病相似。

4. 围生期心肌病（peripartum cardiomyopathy）　围生期心肌病是指既往无心脏病病史，于妊娠最后 3 个月或产后 6 个月首次发生的以累及心肌为主的一种心肌病。

围生期心肌病是一组多因素疾病，其病因迄今未明，可能与病毒感染、机体自身免疫因素有关，多胎、多产、高血压、营养不良、贫血等均被认为与围生期心肌病的发生有关。有人认为这是一种隐匿性心肌病，由于妊娠、分娩导致左心室容量负荷过重而使其表现出临床症状。

本病的临床表现亦类似扩张型心肌病。既往无心脏病病史，发病时有心力衰竭症状，无特殊体征，超声心动图表现为以左心室扩大为主即可诊断。

本病多发生在 30 岁左右的经产妇，早期诊断并及时治疗，一般预后良好。

5. 心内膜弹力纤维增生症（endocardial fibroelastosis，EFE）　心内膜弹力纤维增生症其病因尚未明确，为小儿原发性心肌病中较为常见的一种，70%~80% 发生于 1 岁以内，易出现心力衰竭，以心内膜增厚、心腔扩大、心肌收缩和舒张功能减低为特征。

超声心动图表现为左心室扩大，心内膜明显增厚，回声增强，收缩功能减低（图 4-6-5、图 4-6-6）。确诊需行心内膜心肌活检。

由于冠状动脉异常起源于肺动脉可表现为心内膜增厚、回声增强等心肌缺血改变，应注意与原发性心内膜弹力纤维增生症相鉴别。

二、右心扩大之心肌病

1. 致心律失常型右心室心肌病（arrhythmogenic right ventricular cardiomyopathy）　致心律失常型右心室心肌病，又称致心律失常型右心室发育不良，其特征为右心室心肌被进行性纤维脂肪组织所取代，由局灶性转为弥漫性。临床常表现为心律失常、右心室扩大、晕厥或猝死。

超声心动图表现为右心室扩大，右室壁弥漫性或局限性活动降低，右室壁节段性膨出（图4-6-7）。磁共振显像对发现心室肌内局限性脂肪增多有较大价值。

2. 心肌致密化不全（noncompaction of ventricular myocardium）　如上所述，心肌致密化不全多为单独左心室受累，少数单独累及右心室或累及双心室。右心室心肌致密化不全亦可导致右室心肌收缩功能减低，右心扩大（图4-2-12、图4-2-13）。

3. 扩张型心肌病（dilated cardiomyopathy）　扩张型心肌病主要表现为左心室扩大，亦可表现为右心室扩大或双侧心室扩大。

此外，病毒性心肌炎、甲状腺功能亢进性心肌病、缺血性心肌病、过敏及中毒反应性心肌病亦可导致左心扩大或右心扩大。

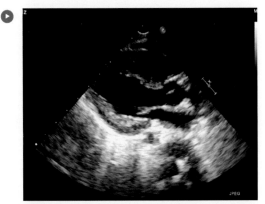

图 4-6-5　心内膜弹力纤维增生症
左心室扩大，后壁心内膜增厚

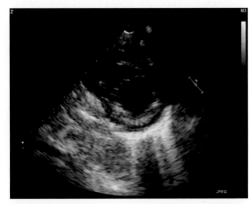

图 4-6-6　同一患者，左心室下壁、后壁、侧壁心内膜增厚

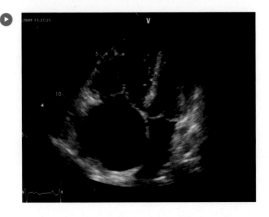

图 4-6-7　致心律失常型右心室心肌病
右室游离壁近心尖部变薄，运动减低，向外膨出

小结

心脏扩大是心肌病的常见征象。原发性心肌病的病因不明，与遗传相关，其诊断往往是排他性诊断；继发性心肌病，需要密切结合病史进行诊断。

第五章

冠脉循环篇

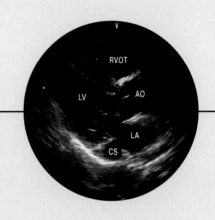

第一节 冠脉循环的回收站，你了解多少

▶ **视频目录**

视频 5-1-5：肺源性心脏病，右心扩大，导致冠状静脉窦血流回流受阻而扩张

> **导读**
>
> 　　冠状静脉窦收纳心壁的绝大部分静脉血，是冠脉循环的重要组成部分，其管径的增粗，是许多心脏疾病的重要线索。但在日常检查中，往往容易被忽略。

　　心血管系统的三类循环中，冠脉循环虽然血流途径最短，但对于维持心脏的动力泵有着决定性的支持意义。冠脉循环起始于血压最高的主动脉根部，终止于血压最低的冠状静脉窦（coronary sinus, CS）。靠着循环的高压差，短路程，血流从主动脉根部的起点起，经过全部冠状血管到终点右心房仅需几秒钟。

　　在这个循环通路中，位于最末端的冠状静脉窦收纳心壁的绝大部分静脉血，成为这个通路中重要的血液回收站。它走行于心脏后面的冠状沟内，接收心大静脉、心中静脉、心小静脉及左房斜静脉等属支的血流，像触角一样伸入心壁形成自己错综复杂的网络组织，汇集心壁的大部分静脉血流，而后向右汇入右心房，完成自己回收血液的使命（图 5-1-1）。

一、冠状静脉窦的超声检查

　　超声常用三个切面显示冠状静脉窦，即胸骨旁左心长轴切面、右室流入道长轴切面和心尖四腔心下切面。

　　胸骨旁左心长轴切面：显示冠状静脉窦短轴，位于左房室沟内（图 1-2-1，图 5-1-2）。

　　右室流入道长轴切面：显示冠状静脉窦长轴，汇入右心房（图 1-2-3，图 5-1-3）。

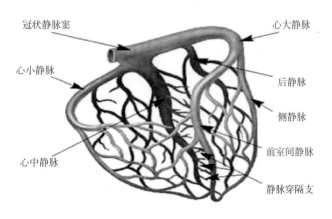

图 5-1-1　冠状静脉窦及其属支

心尖四腔心下切面：在心尖四腔心切面的基础上将探头向下倾斜一定角度，即可于左房室沟内显示冠状静脉窦长轴，向右汇入右心房（图3-1-9，图5-1-4）。

二、冠状静脉窦扩张的常见疾病

各种原因引起的冠状静脉窦血流量增加，都会导致冠状静脉窦增粗，冠状静脉窦内径儿童大于6mm，成人大于10mm视为增粗。

1. 左位上腔静脉（left superior vena cava, LSVC） 90%左右的左位上腔静脉通过三种途径汇入右心房，右心不扩大，临床无特殊表现。左位上腔静脉引流入右心房的三种途径：汇入冠状静脉窦再汇入右心房；冠状静脉窦右心房入口处闭锁或狭窄，左位上腔静脉作为一条通道将冠状静脉窦的血流引流到右上腔静脉再汇入右心房；直接汇入右心房。10%左右的左位上腔静脉通过四种途径汇入左心房，左心扩大，临床表现为发绀。左位上腔静脉引流入左心房的四种途径：直接汇入左心房，开口部位常位于左心耳基底部与左上肺静脉入口之间；汇入左肺静脉再汇入左心房，十分罕见，血流动力学类似于左位上腔静脉直接开口于左心房；冠状静脉窦中间段缺损，左位上腔静脉经冠状静脉窦汇入左心房；冠状静脉窦终末段缺如，左位上腔静脉经冠状静脉窦汇入

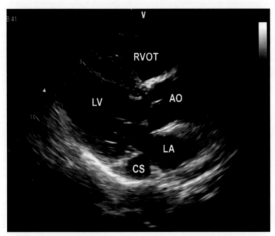

图5-1-2 **胸骨旁左心长轴切面：冠状静脉窦（CS）**
RVOT：右室流出道；LA：左心房；LV：左心室；AO：主动脉

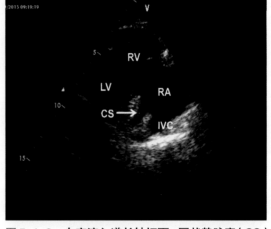

图5-1-3 **右室流入道长轴切面：冠状静脉窦（CS）**
RV：右心室；RA：右心房；LV：左心室；IVC：下腔静脉

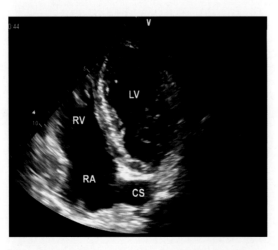

图5-1-4 **心尖四腔心下切面：冠状静脉窦（CS）**
RV：右心室；LV：左心室；RA：右心房

左心房。最常见的类型是左头臂静脉缺如或发育不良，左颈内静脉和左锁骨下静脉汇合后于胸降主动脉左前方下行汇入冠状静脉窦，再汇入右心房。

左位上腔静脉存在时，左颈内静脉和左锁骨下静脉血流进入冠状静脉窦，导致其容量增加而扩张（图 3-2-16 ~ 图 3-2-18）。如果忽视了冠状静脉窦增粗，则导致漏诊。

2. 完全性或部分性肺静脉异位引流（引流入冠状静脉窦）（anomalous pulmonary venous connection, APVC） 全部或部分肺静脉汇入冠状静脉窦，导致其容量增加而扩张，此时右心亦扩大，通常合并房间隔缺损。超声心动图检查时，发现冠状静脉窦扩张同时伴有右心扩大，此时需注意在心尖四腔心切面观察汇入左心房的肺静脉开口数目，少一支或全部缺如均应考虑肺静脉异位引流入冠状静脉窦（图 4-4-6、图 4-4-7）。

3. 冠状静脉窦型房间隔缺损 即无顶冠状静脉窦综合征，表现为冠状静脉窦与左房后壁之间的间隔缺损，血流动力学改变与房间隔缺损相同，右心扩大。特殊类型的无顶冠状静脉窦综合征与左位上腔静脉同时存在，临床上表现为发绀。

由于左心房血流进入冠状静脉窦再汇入右心房，冠状静脉窦容量增加而扩张（图 3-6-7 ~ 图 3-6-10）。

4. 导致右心扩大、右侧心力衰竭的相关心脏疾病 这类疾病由于冠状静脉窦血流回流受阻而扩张，一般扩张的程度相对较轻（图 5-1-5）。

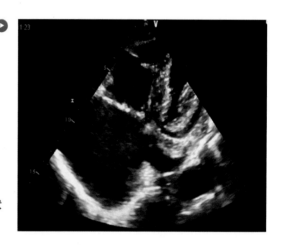

图 5-1-5 肺源性心脏病，右心扩大，导致冠状静脉窦血流回流受阻而扩张

小结

在心脏的三类循环中，冠脉循环相关疾病最容易忽视。冠状静脉窦是冠脉循环的回收站，冠状静脉窦扩张是某些疾病提示我们的信号，以这个信号为线索则可找到背后的元凶。

第二节　冠脉循环的发源地——冠状动脉

> **导读**
>
> 　　如果说冠状静脉是冠脉循环的回收站，冠状动脉则是冠脉循环的发源地；如果说心脏是生命的发动机，那么冠状动脉则是这台发动机的加油管。冠状动脉起源于主动脉根部，供给心肌的血供，其重要性不言而喻。冠状动脉内径增粗、起源异常、心肌运动损伤，提示冠状动脉相关疾病，超声心动图检查时应高度重视。

　　心脏作为一个泵血的肌性动力器官，本身也需要足够的营养和能源。供给心脏营养的血管系统，就是三类循环中血流途径最短的冠脉循环。在冠脉循环中，如果说冠状静脉是收纳血液的回收站，那么冠状动脉就是这个通路中的发源地。

　　冠状动脉起于主动脉根部，分左、右两支，行于心脏表面，几乎环绕心脏一周，恰似一顶王冠的形态，正是其名称的由来（图 5-2-1）。左冠状动脉（left coronary artery）起始于左冠窦，分为前降支和回旋支。前降支沿前室间沟下降，走向心尖。回旋支沿左侧冠状沟走行，绕过心脏左缘进入膈面。部分人群在左前降支和回旋支之间发出中间支（图 5-2-2）。右冠状动脉（right coronary artery）起始于右冠窦，沿右房室沟向右下方走行，在右心耳下方进入右侧冠状沟内，绕过心脏右缘到膈面，在房室交界处发出重要分支，即后降支，沿后室间沟走行，止于左心室的膈面（图 5-2-3）。

一、冠状动脉的超声检查

　　心底短轴切面：二维超声心动图可清晰显示左、右冠状动脉的起始部。主动脉根部 3 点钟左右处可见左冠状动脉的开口，11 点钟左右处可见右冠状动脉的开口（图 3-3-11）。此切面调整探头方位，可显示左冠状动脉主干向左走行，分叉处指向肺动脉瓣者为左前降支，其下方为左回旋支（图 3-3-12）。

　　胸骨旁左心长轴切面：清晰显示主动脉前壁时，可见右冠状动脉起源于右冠窦（图 3-2-7，图 5-2-4）。

　　彩色多普勒冠状动脉血流显像技术：心底短轴切面可显示指向肺动脉瓣的左前降支近段长轴彩色多普勒血流图（图 5-2-5）。心尖三腔心切面可显示左前降支末段的彩色多普勒血流图（图 5-2-6）。在左心二腔心切面基础上探头略向下移动，显示左室心尖部，待右室结构正好消失，此时左室下壁与膈之间可出现沿后室间沟下行的右冠状动脉后降支的中下段（图 5-2-7）。在心尖四腔心切面略改变探头倾斜角度，于左心室的左外侧可显示左旋支的分支——钝缘支的血流（图 5-2-8）。

冠状动脉及其分支不在同一平面，难以显示冠状动脉的全貌，通常在一个切面上只能显示一段冠脉。

冠状动脉检查时，应重视冠状动脉的内径、数量及起源部位。若有增宽，考虑冠状动脉瘘或川崎病；若主动脉仅一支冠状动脉起源或没有冠状动脉起源，考虑先天缺如或起源异常；二维超声心动图检查发现节段性室壁运动异常，应考虑冠状动脉粥样硬化性心脏病或冠状动脉夹层。必要时可行冠状动脉造影检查。

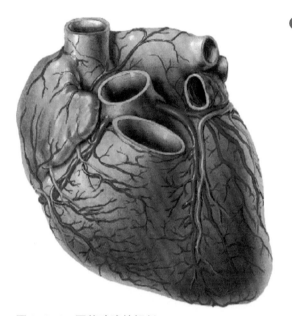

图 5-2-1　冠状动脉的解剖

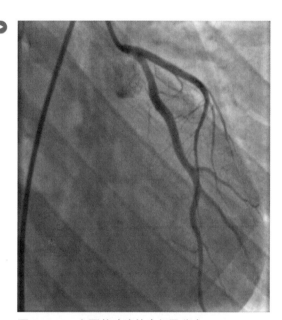

图 5-2-2　左冠状动脉的走行及分布

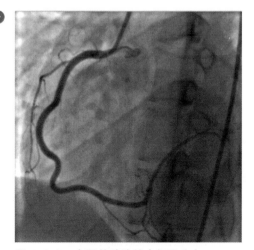

图 5-2-3　右冠状动脉的走行及分布

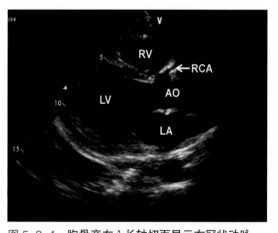

图 5-2-4　胸骨旁左心长轴切面显示右冠状动脉

RV：右心室；LV：左心室；LA：左心房；
AO：主动脉；RCA：右冠状动脉

二、冠状动脉相关疾病

1. 冠状动脉瘘(coronary artery fistula) 冠状动脉主干或分支与心腔或血管之间存在异常通道。通道的形成，可以为先天性发育异常，也可以是后天心脏手术或心导管检查所致的医源性损伤。冠状动脉瘘可发生于右冠状动脉或左冠状动脉，或者为双侧冠状动脉，以右冠状动脉瘘多见，占50%~60%。瘘口可为单个或多个，引流部位可为单个心腔，亦可为多个心腔。冠状动脉瘘对血流动力学的影响取决于分流量的大小、引流的部位及有无合并其他畸形。瘘入右侧心腔可增加右心容量负荷和肺血流量，导致肺动脉高压；瘘入左侧心腔则可增加左心容量负荷，导致左心扩大和左侧心力衰竭。大部分冠状动脉瘘血流经瘘管分流使得心肌血流灌注减少，产生相应区域心肌缺血表现。

超声心动图检查时应注意观察冠状动脉的起源有无扩张、追踪扩张的冠状动脉的走行及寻找瘘口的位置。根据扩大心腔的位置可以引导超声寻找瘘口的位置。除冠状动脉瘘入左心室分流发生在舒张期外，瘘入其他心腔或血管收缩期和舒张期均发生分流(图3-2-8 ~ 图3-2-11、图4-4-4、图4-4-5)。超声心动图可准确诊断绝大部分冠状动脉瘘，但冠状动脉造影依然是金标准。

2. 冠状动脉缺如(coronary absence) 即单支冠状动脉畸形，是一种极为罕见的先天性发育异常，以右冠状动脉缺如相对多见。临床上表现为与心肌缺血相似的症状和体征（图3-2-13 ~ 图

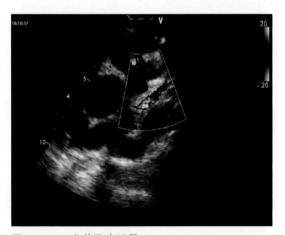
图 5-2-5　左前降支近段

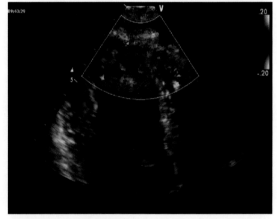
图 5-2-6　左前降支末段

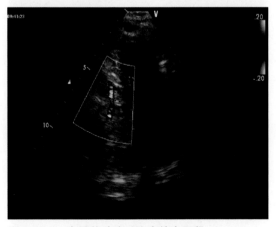
图 5-2-7　右冠状动脉后降支的中下段

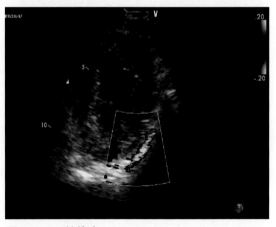
图 5-2-8　钝缘支

3-2-15）。

3. **冠状动脉起源异常**（anomalous origin of coronary artery） 左、右冠状动脉不起自相应的左、右冠窦，而起自主动脉其他部位或肺动脉，即冠状动脉起源异常，是一种罕见的冠状动脉先天性畸形。其中以左冠状动脉异常起源于肺动脉（anomalous origin of the left coronary artery from the pulmonary artery, ALCAPA）相对常见，分为婴儿型和成人型，前者左、右冠状动脉间无明显的侧支循环，预后很差，后者两者间有丰富的侧支循环（图 3-3-14，图 5-2-9）。

部分冠状动脉起源异常可引起心肌缺血、心肌梗死及猝死。患儿心电图提示心肌缺血改变，应警惕冠状动脉起源异常的可能，如超声心动图在正常冠状动脉起源部位未找到冠状动脉开口，则应仔细探查肺动脉及主动脉其他部位有无冠状动脉开口。由于冠状动脉起源异常可表现为心内膜增厚、回声增强等心肌缺血改变，应注意与原发性心内膜弹力纤维增生症相鉴别。

4. **川崎病**（Kawasaki disease） 川崎病又称皮肤黏膜淋巴结综合征，临床表现主要为急性发热、皮肤黏膜病损和淋巴结肿大，是一种以变态反应性全身中小血管炎为主要病理改变的结缔组织病。婴幼儿多见，近年来我国该病发病率明显增高。

根据笔者的经验，冠状动脉扩张的标准为冠状动脉内径与主动脉瓣环内径的比值大于 0.2，该比值不受年龄影响。对于 5 岁以下婴幼儿，冠状动脉内径绝对值大于 3mm 应考虑为扩张。一般认为，冠状动脉内径与主动脉瓣环内径比值大于 0.3，提示冠状动脉瘤（图 3-3-13，图 5-2-10）。

5. **冠心病**（coronary heart disease） 冠心病包括稳定性冠心病和急性冠脉综合征（ACS），前者包括稳定型心绞痛，以及有心肌梗死病史和（或）冠状动脉血供重建病史，但病情稳定的患者。后者包括不稳定型心绞痛、非 ST 段抬高型心肌梗死、ST 段抬高型心肌梗死、冠脉猝死。对于冠状动脉狭窄或闭塞导致的上述病变，二维超声心动图观察冠状动脉的作用有限，彩色多普勒冠状动脉血流显像技术可弥补二维超声心动图的不足，但最终仍然依赖冠状动脉造影（图 5-2-11）。

超声心动图判断有无节段性室壁运动异常是超声诊断冠心病的主要方法，对心肌梗死并发症具有较高的诊断价值。

6. **冠状动脉夹层**（coronary dissection） 夹层可发生于主动脉、肺动脉、颈动脉等，亦可发生于冠状动脉。冠状动脉夹层极其罕见，分为原发性和继发性两类。冠状动脉夹层可诱发急性冠脉综合征，成为心肌缺血一个不常见的原因，发病率低，但病死率高。其超声心动图表现类似于冠心病，主要表现为节段性室壁运动异常。冠状动脉夹层的确诊依赖于冠状动脉造影（图 5-2-12）和血管内超声（IVUS）。

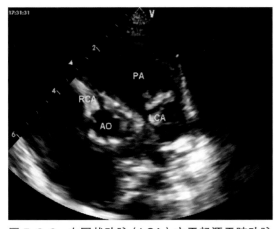

图 5-2-9 左冠状动脉（LCA）主干起源于肺动脉（PA），然后分为左前降支和左回旋支，右冠状动脉（RCA）正常起源于主动脉（AO）

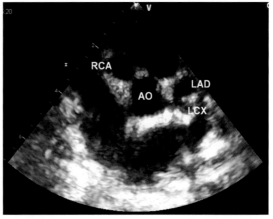

图 5-2-10 川崎病患儿，右冠状动脉（RCA）及左前降支（LAD）冠状动脉瘤

AO：主动脉；LCX：左回旋支

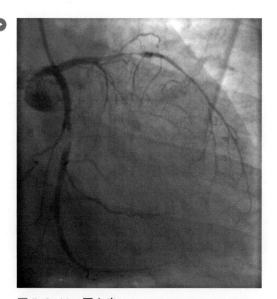

图 5-2-11 冠心病

冠状动脉造影显示左前降支和回旋支多处狭窄

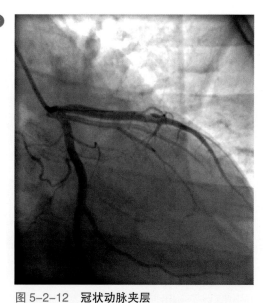

图 5-2-12 冠状动脉夹层

左回旋支中段可见因内膜分离而形成的薄而透亮的线状影，线状影两侧均有造影剂充盈，真腔内浓密，假腔内稀疏

小结

本文详细介绍了超声心动图在冠状动脉相关疾病诊断中的价值，熟练使用显示冠状动脉的切面，注意观察冠状动脉的起源、走行、数量及大小，结合临床进行思维，可以对绝大部分相关疾病进行准确诊断。

第六章

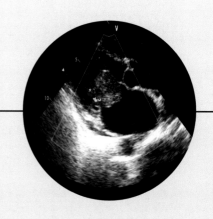

临床思路篇

第一节　胸痛——生命的狙击手

> **导读**
>
> 　　胸痛是许多心血管疾病的常见症状，有时临床上很难做出诊断，超声心动图检查简便易行，可为临床医师提供有价值的信息，对于有胸痛症状的心血管疾病可资鉴别。用超声心动图为胸痛把脉，能对临床的鉴别诊断和及时治疗起到至关重要的作用。

　　胸痛，既常见又复杂。由于常见，让人们常常忽略那些轻微的可以忍受的疼痛；由于复杂，让人们对疼痛的真相难溯其源。临床证实，来自胸壁、心血管、呼吸系统、纵隔及膈下、肝脾等部位的疾病均可引起胸痛，要在如此纷繁众多的原因中找出真相，难度颇大。而那些剧烈的胸痛，多数是致死性的信号。因此，对于医师来说，如何快速、准确地找到原因，是急诊处理的难点和重点。

　　面对胸痛这个诡异的病症，心超医师的首要任务是排查心血管疾病，特别是致死性的心血管疾病。我们认为，虽然每个人的痛阈和感觉不同，但针对患者自诉的剧烈胸痛，主要考虑以下几种疾病。

一、急性心肌梗死

　　胸痛与心绞痛类似，但持续时间常大于 30 分钟，硝酸甘油无法有效缓解。但是，部分老年、糖尿病等患者症状可不典型，也可无临床体征。对心超医师来说，结合病史和临床尤为关键，要注重观察是否具有节段性室壁运动异常及有无并发症存在，对临床提示新出现的胸骨左缘收缩期杂音要高度警惕室间隔穿孔或乳头肌断裂的可能。

　　熟练掌握 1989 年美国超声心动图协会推荐的 16 节段划分法和 2002 年美国心脏病学会推荐的 17 节段划分法是超声心动图判断节段性室壁运动异常的前提。熟练使用三个短轴切面（二尖瓣水平左室短轴切面、乳头肌水平左室短轴切面和心尖水平左室短轴切面）和三个长轴切面（心尖二腔心切面、心尖三腔心切面和心尖四腔心切面）是基本条件。笔者认为，心内膜位移幅度和室壁增厚率是判断室壁节段性运动异常的主要方法，有经验的心超医师使用二维超声心动图即可对室壁运动进行评分，而 M 型超声心动图可对心内膜位移幅度和室壁增厚率进行量化分析（图 6-1-1 ～图 6-1-5）。

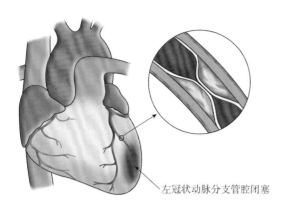

图 6-1-1　冠脉左前降支闭塞导致前壁心肌梗死

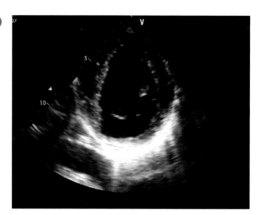

图 6-1-2　急性心肌梗死

左室下壁基底段变薄，回声减低，运动明显减低

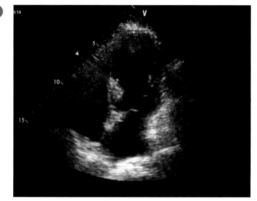

图 6-1-3　急性心肌梗死

左室心尖部室壁明显变薄，室壁瘤形成

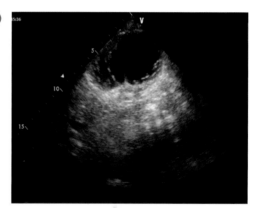

图 6-1-4　急性心肌梗死

近心尖部室间隔室壁变薄，有两处穿孔

二、主动脉夹层

胸痛剧烈，常骤然发生，多为刀割样、撕裂样或针刺样的持续性疼痛，程度难以忍受，可伴有休克表现。胸痛的部位与夹层的起源部位密切相关，随着夹层血肿的扩展，疼痛可随之向近心端或远心端蔓延。需要注意的是，也有少数患者胸痛症状并不明显，仅表现为胸部不适。

心超医师对主动脉夹层（aortic dissection）并不陌生，检查时注意主动脉全程扫查，包括胸骨旁、胸骨上窝、剑突下、腹部、髂窝，甚至大腿，排除主动脉内的伪像，根据累及部位进行分型，为临床治疗提供准确有效的信息（图 3-2-19，图 3-5-3 ~ 图 3-5-6）。

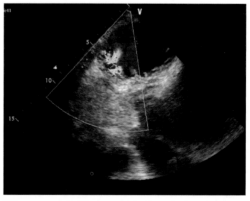

图 6-1-5　与图 6-1-4 为同一患者，CDFI 显示穿孔处两束左向右分流

三、急性肺栓塞

除呼吸困难外，胸痛是其常见症状，较大的栓子可呈剧烈的挤压痛，位于胸骨后，难以忍受。超声心动图是急性肺栓塞（acute pulmonary embolism）影像诊断学的重要部分，直接征象为发现肺动脉主干及左、右肺动脉分支内的团块回声，间接征象为右心扩大、肺动脉增宽、室间隔运动异常、三尖瓣反流及肺动脉高压等肺循环障碍的表现。这些间接征象提示应进行下肢静脉血管超声检查。心超医师应结合临床、心电图、血浆中的二聚体等进行诊断，确诊依赖于放射性核素肺扫描或肺动脉造影（图6-1-6，图4-2-7～图4-2-11）。

四、急性心包炎

胸痛是急性心包炎（acute pericarditis）最主要的主诉。疼痛的性质和部位易变，常位于胸骨后或心前区，可放射至颈部和背部，呈锐痛，偶可位于上腹部，类似"急腹症"；或与心肌梗死缺血性疼痛相似，呈钝痛或压榨性痛并放射至左上肢；或随每次心脏跳动而发生刺痛。疼痛可因心包和胸膜炎症受累两个因素引起，也可能与心包腔积液时心包牵张因素有关。心电图表现为广泛导联 ST 段凹面向上抬高是提示急性心包炎的一个信号。

超声心动图是诊断心包积液简便、安全、灵敏和可靠的无创性方法，可提示心包增厚，反射增强，有无心包粘连，可确定穿刺部位，指导心包穿刺（图6-1-7、图6-1-8）。尤其是根据右室游离壁舒张期塌陷征判断有无心脏压塞，对指导临床治疗和判断预后至关重要。

此外，临床上还有许多自诉偶尔胸痛，程度较轻的患者，心超医师也需要引起注意。常见的心血管疾病有二尖瓣脱垂、梗阻性肥厚型心肌病、主动脉瓣疾病等，超声心动图均有重要的诊断价值。

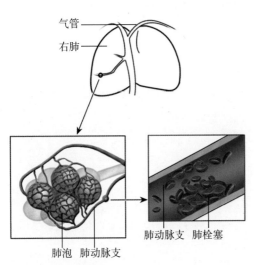

图 6-1-6　肺动脉栓塞

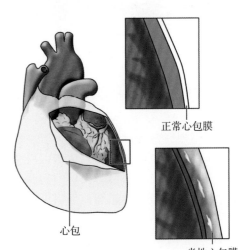

图 6-1-7　正常心包与炎性心包

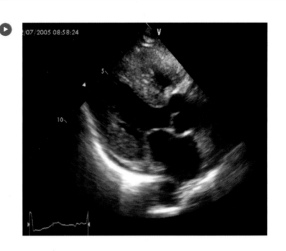

图 6-1-8　急性心包炎
　　右室前壁近心尖部心包脏层和壁层均增厚，少量心包积液

小结

　　剧烈胸痛来势凶猛，争分夺秒是诊治的关键。熟练掌握胸痛的诊断思路和技巧，是快速准确诊断的基础和关键。对于主诉偶尔胸痛的患者，要有相关疾病的认知，可以做到早期诊断早期治疗。

第二节　晕厥的秘密，心超知多少

▶ 视频目录

视频 6-2-1：主动脉瓣狭窄
视频 6-2-2：同一患者，收缩期主动脉瓣口呈现五彩镶嵌的血流信号，提示狭窄
视频 6-2-3：主动脉瓣下狭窄
视频 6-2-4：同一患者，主动脉瓣下收缩期血流加速，色彩反转，呈现五彩镶嵌的血流信号
视频 6-2-6：梗阻性肥厚型心肌病
视频 6-2-8：同一患者，收缩期左室流出道呈现五彩镶嵌的血流信号
视频 6-2-10：左房黏液瘤
视频 6-2-11：左房黏液瘤尚未嵌顿于二尖瓣口，但造成二尖瓣中度关闭不全
视频 6-2-12：法洛四联症的心导管右心造影依次显示肺动脉主干狭窄、主动脉骑跨、室间隔缺损

导读

　　晕厥的原因多种多样，其中有一些"心病"也是导致晕厥的罪魁祸首。对于心超医师来说，在获知患者的晕厥病史后，检查时应注意排查哪些心脏疾病呢？

　　晕厥，所有人都不陌生，甚至经历过。过度劳累、悲恸及效仿黛玉自绝于潇湘馆式的晕厥，都不鲜见。而这些，多数是一种在特殊情况下发生的生理现象，危害不大。但晕厥如果和心脏有了关系，其凶险度就大大提高，不得不让人们引起足够的重视。所以，对于心超医师来说，找到心源性晕厥背后的秘密，才是检查的意义所在。

　　心脏是人体的发动机，如泵一样时刻推动着血液的循环。发动机的各种故障，导致心排血量突然降低，引起脑缺血从而诱发晕厥，这就是危险的心源性晕厥。而发动机是否存在器质性的问题是影响晕厥患者预后最关键的因素，因此，心超医师的价值就在于对心脏这台发动机进行全面检测和评估之后，为临床维修师们出具一份最客观的检测报告。

　　具体来说，面对有过晕厥病史的患者，我们应注意重点排查哪些"心病"呢？

一、主动脉瓣、肺动脉瓣重度狭窄

　　瓣膜狭窄使心脏排血受阻，心排血量暂时减少而致脑供血不足，引起黑矇、晕厥，甚至休克。其中，主动脉瓣狭窄常见病因为风湿性、先天性、退行性病变（图6-2-1、图6-2-2）；肺动脉瓣狭窄多为先天性（图3-3-19 ～ 图3-3-21）。严重的主动脉缩窄（图3-5-9 ～ 图3-5-14）、主动脉瓣上狭窄、主动脉瓣下狭窄（图6-2-3 ～ 图6-2-5）、肺动脉狭窄的血流动力学改变与主或肺动脉瓣重度狭窄相似，亦可导致晕厥。

二、梗阻性肥厚型心肌病

　　由于心室肌和主动脉瓣下室间隔显著肥厚，左室腔变小，左室流出道狭窄，左心室血流充盈及排出均受阻，导致心排血量下降。严重的左室流出道梗阻产生"虹吸"现象，使得二尖瓣前叶收缩期前向运动，梗阻加重，同时，主动脉瓣提前关闭，从而导致体循环缺血进一步加重。尤其在兴奋和用力时，心肌收缩加强，梗阻加重。

　　二维超声心动图发现室间隔厚度与左室游离壁厚度之比大于1.5，M型超声心动图发现二尖

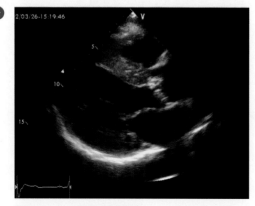

图6-2-1　主动脉瓣狭窄
主动脉瓣增厚、钙化、开放明显受限

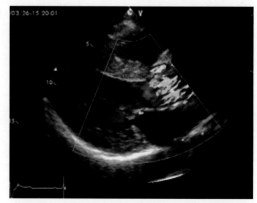

图6-2-2　同一患者，收缩期主动脉瓣口呈现五彩镶嵌的血流信号，提示狭窄

瓣前叶收缩期向前移动（即 SAM 征）及主动脉瓣收缩中期关闭现象，彩色多普勒发现左室流出道血流加速现象，对于诊断梗阻性肥厚型心肌病（obstructive hypertrophic cardiomyopathy）具有重要意义。需要注意的是，休息时收缩期左室流出道压力阶差大于30mmHg，则为左室流出道梗阻（图6-2-6 ~ 图6-2-9）。

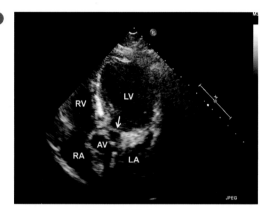

图 6-2-3 主动脉瓣下狭窄

主动脉瓣（AV）下可见隔膜回声（箭头所指处）。RV：右心室；LV：左心室；RA：右心房；LA：左心房

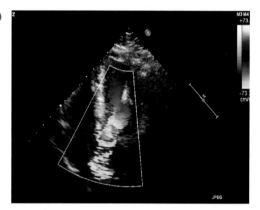

图 6-2-4 同一患者，主动脉瓣下收缩期血流加速，色彩反转，呈现五彩镶嵌的血流信号

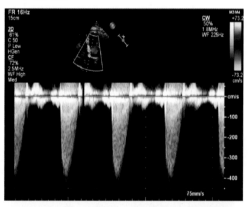

图 6-2-5 同一患者，主动脉瓣下收缩期峰值压差 81mmHg

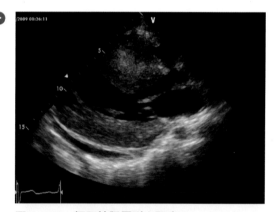

图 6-2-6 梗阻性肥厚型心肌病

左室心肌明显增厚，室间隔尤为明显，呈非对称性肥厚，左室流出道狭窄

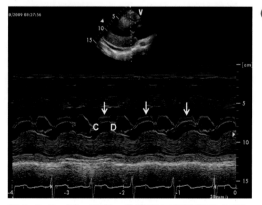

图 6-2-7 同一患者，收缩期二尖瓣前叶（CD段）前向运动（箭头所指处）

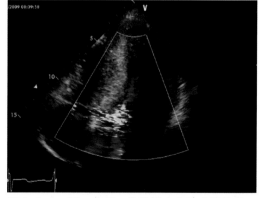

图 6-2-8 同一患者，收缩期左室流出道呈现五彩镶嵌的血流信号

三、左房黏液瘤

当体位改变或二尖瓣磨损时，左房黏液瘤（left atrial myxoma）突然堵塞于二尖瓣口而导致左心室血液充盈受限，继而心排血量减少，诱发晕厥。超声心动图可以评估瘤体对二尖瓣口的梗阻程度及二尖瓣关闭不全的程度（图 6-2-10、图 6-2-11）。

四、致心律失常型右心室心肌病

致心律失常型右心室心肌病（arrhythmogenic right ventricular cardiomyopathy，ARVC），又称致心律失常型右心室发育不良，其特征病理改变为右心室心肌被进行性纤维脂肪组织所取代，可由局灶性转为弥漫性。临床常表现为心律失常、右心室扩大、晕厥或猝死。超声心动图表现为右心室扩大，右室壁弥漫性或局限性活动降低，右室壁节段性膨出（图 4-6-7）。磁共振显像对发现心室肌内局限性脂肪增多有较大价值。

五、法洛四联症

法洛四联症（tetralogy of Fallot，TOF）占儿童发绀型心脏畸形的首位，其基本病理为室间隔缺损、肺动脉狭窄、主动脉骑跨和右心室肥厚。法洛四联症患儿的预后主要取决于肺动脉狭窄的程度和侧支循环情况。由于心室水平的右向左分流、收缩期左右心室血流同时进入主动脉、肺动脉狭窄的存在，严重者可因为缺氧性发作及心排血量减低而导致晕厥（图 6-2-12）。关于法洛四联症的超声诊断，我们将在第七章第四节详细讨论（图 7-4-1 ~ 图 7-4-7）。

此外，左心系统血栓、原发性肺动脉高压、大面积肺栓塞及急性心肌梗死等，同样可以导致晕厥。

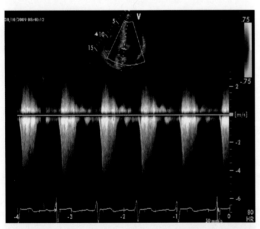

图 6-2-9　同一患者，左室流出道收缩期峰值压差 100mmHg

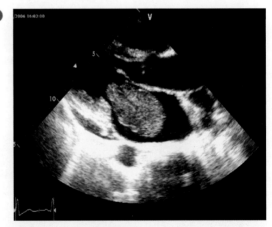

图 6-2-10　左房黏液瘤

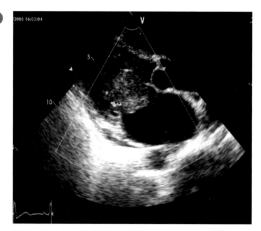

图 6-2-11　左房黏液瘤尚未嵌顿于二尖瓣口，但造成二尖瓣中度关闭不全

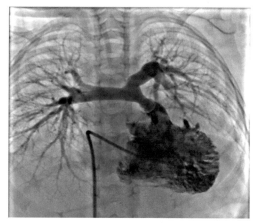

图 6-2-12　法洛四联症的心导管右心造影依次显示肺动脉主干狭窄、主动脉骑跨、室间隔缺损

小结

　　凡是引起心排血量突然降低，引起脑缺血发作的疾病均可导致晕厥。本文介绍了常见引起晕厥的心源性疾病，超声心动图均可做出准确的诊断。

第三节　异常 Q 波，那些不应放过的心超思考

▶ 视频目录

视频 6-3-4：暴发性病毒性心肌炎，左心室扩大，收缩功能正常

导读

　　自 1842 年法国科学家发现了心脏的电活动以来，经过 100 多年的发展，今日的心电图（ECG）早已成为诊断心脏疾病不可或缺的一种重要手段。但由于许多疾病的共性和复杂性，心电图也会存在许多异病同相的表现。

　　一般来说，心电图和心脏超声是临床诊断心脏疾病的两大利器，一个掌管着心脏的电生理活动，一个掌管着心脏的形态结构和血流活动。在临床实践中，心电图与心脏超声的完美结合，才是医师诊断制胜的秘技。

　　长期以来，对于心肌梗死的患者，体表心电图由于有很高的特异性和敏感性，早已赢得了临床医师的青睐。而其在急性发作期出现的坏死型 Q 或 QS 波形也早已被人们所熟知。

　　病理性 Q 波是指：① Q 波时限大于等于 0.04 秒；② Q 波振幅大于同导联 R 波的 1/4；③不

该出现 Q 波的导联上出现了 Q 波。那么，是不是所有心电图提示出现 Q 波的患者，都一定是心肌梗死呢？当心电图告诉我们，患者有异常 Q 波时，作为心超医师，我们会想到哪些心脏疾病呢？

一、急性心肌梗死

急性心肌梗死（acute myocardial infarction）的特征性心电图改变为新出现的 Q 波、ST 段抬高和 ST-T 动态演变。ST 段抬高者诊断为 ST 段抬高型心肌梗死（Q 波心肌梗死）；无 ST 段抬高者诊断为非 ST 段抬高型心肌梗死（非 Q 波心肌梗死）（图 6-3-1）。

急性心肌梗死的主要超声心动图表现为节段性室壁运动异常，另外，超声心动图可对心肌梗死的并发症做出准确诊断（图 4-1-11，图 6-1-2 ~ 图 6-1-5）。

二、肥厚型心肌病

肥厚型心肌病（hypertrophic cardiomyopathy）心电图表现有左心室或双心室肥厚及 ST-T 改变，深而倒置的 T 波、有时有异常 Q 波、房室传导阻滞和束支传导阻滞等（图 6-3-2）。

由于本病心电图的改变及常伴有心绞痛或不典型胸痛、劳力性呼吸困难等症状，易误诊为冠心病。超声心动图对诊断肥厚型心肌病有重要价值，表现为：室间隔与左室游离壁呈非对称性肥厚，厚度之比常大于 1.5；二尖瓣前叶收缩期前向运动及主动脉瓣收缩中期关闭现象；左室流出道狭窄，内径一般小于 2cm；左室流出道血流加速（图 6-2-6 ~ 图 6-2-9）；注意心尖肥厚型心肌病的诊断。

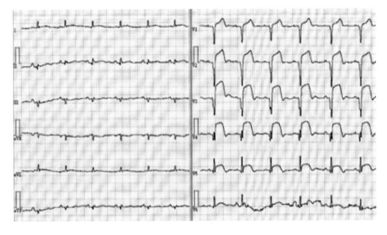

图 6-3-1　急性前壁心肌梗死，V_1-V_6 导联 ST 段呈弓背型抬高，V_1-V_3 导联呈 QS 型，V_4-V_6 导联呈 qrs 型或 qRs 型

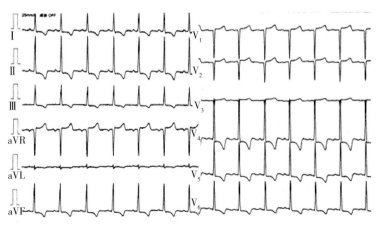

图 6-3-2　肥厚型心肌病的心电图，V_1-V_3 出现异常 Q 波，Q 波深而不宽，且同一导联的 T 波直立。Ⅰ、Ⅱ、Ⅲ、aVF、V_4-V_6 导联 ST 段呈水平型或下斜型降低，同时伴有 T 波倒置

值得注意的是，本病心电图改变与临床表现严重程度不平行，结合心脏超声的特点，冠状动脉造影正常，可以鉴别诊断。

三、心肌炎

心肌炎（myocarditis）是指各种原因引起的心肌的炎症变。感染、自身免疫病、物理和化学因素均可导致心肌炎，临床表现差别很大，轻者无症状，重者可发生心力衰竭、休克，甚至猝死。多数患者经治疗可获得痊愈，部分患者急性期之后可发展为扩张型心肌病。

心肌炎的心电图异常的阳性率很高，且为诊断的重要依据。主要表现有 ST 段下移，T 波低平或倒置；少数患者可出现类似急性心肌梗死的心电图改变如ST段弓背向上抬高和病理性 Q 波（图6-3-3）。

超声心动图检查虽然不能作为心肌炎的确诊手段，但可以为心肌炎的临床诊断提供辅助依据。主要表现为心脏扩大、收缩功能减低，心包积液等（图6-3-4、图6-3-5）。

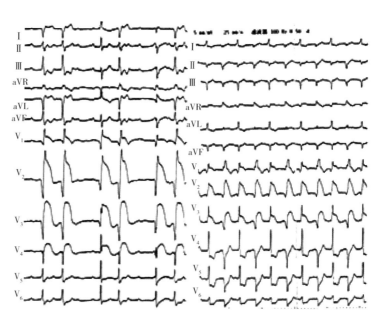

图 6-3-3 1例心电图表现类似急性心肌梗死的急性重症病毒性心肌炎

左图为入院当天心电图；右图为入院 10 小时的心电图

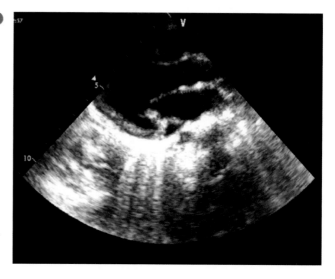

图 6-3-4 暴发性病毒性心肌炎，左心室扩大，收缩功能正常

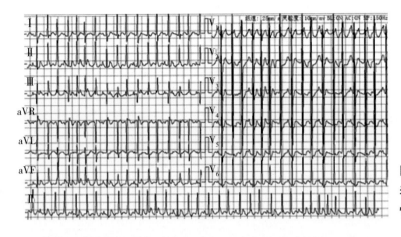

图 6-3-5 同一患者的心电图，表现为紊乱性房律，频发短阵房性心动过速

除急性心肌梗死外，本文提到了相对常见的肥厚型心肌病和心肌炎。另外，心肌挫伤、淀粉样变性、原发性或转移性心脏肿瘤、左心室肥厚、右心室肥厚、肺源性心脏病、大量心包积液、左束支传导阻滞、左前分支传导阻滞、右位心、左室假腱索等心脏疾病都可以出现病理性 Q 波。

小结

心电图异常 Q 波的出现，除考虑急性心肌梗死外，影像学诊断意义较大的还有肥厚型心肌病和心肌炎，结合病史、超声心动图及冠状动脉造影等，可以鉴别诊断。

第四节　肺动－静脉"短路"，容易遗漏的发绀

▶ 视频目录

视频 6-4-4：肺动－静脉瘘患者发绀，但常规超声心动图显示心脏形态结构基本正常

视频 6-4-5：同一患者，右心声学造影，右心顺序显影 10 个心动周期后左心显影

导读

在电路中，电流直接连接电源两极，就是电源短路，其危害大家都耳熟能详。而肺内动脉与静脉的直接交通，则是一种血管的短路，其危害同样不能小觑，但由于其发病部位的隐匿性，却往往被人们所遗漏。

一个人的嘴唇发紫，除了刻意的魅惑妆容，一定是异常的。这种接近赤色的紫，就是我们所

说的发绀。血红蛋白是血液的调色师，通过与氧的结合和分离，转换着色彩的明暗，呈现出人体不同皮肤和黏膜的颜色。如果，让血红蛋白这个调色师无法充分氧合，发绀就自然而生了。

发绀是临床最常见的体征之一，一般是先天性心内结构发育异常，让右心来不及氧合的血通过异常通道直接混入左心，造成氧饱和度降低。此时，通过超声心动图，引起这类发绀的真相总会得以呈现。

少数患者，虽然有明显的发绀，但常规超声心动图检查看不到任何特殊阳性征象，而临床体征与症状又不相符，让这类患者发绀的秘密变得有些扑朔迷离。对此，肺动-静脉瘘，这个引起发绀的重要的却常常容易忽略的心外右向左分流性疾病，就应该引起我们的重视。

肺动-静脉瘘，是毛细血管发育不全或退化导致的动脉和静脉在肺部的直接交通。这种血管"短路"，避开了肺内血气的交换站和加氧站——肺泡毛细血管，使得肺动脉内的血液未氧合就混入了左心，造成与其他右向左分流的先天性心脏病相同的后果，发绀因此产生（图6-4-1、图6-4-2）。临床上常分为两型，即囊状肺动-静脉瘘和弥漫性肺小动-静脉瘘（图6-4-3）。

由于发绀的原因是血管的"短路"，循环血容量未发生改变，通过瘘管的压力与阻力均较低，肺动脉压力也往往正常，心脏多不增大，继发性右心肥厚等改变也不多见。因此，患者虽有发绀，但常规超声心动图几乎表现正常（图6-4-4）。

正常情况下，右心声学造影时，造影剂微泡较大不能通过肺部毛细血管网，而在肺部毛细血

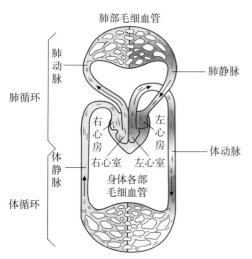

图 6-4-1　**正常体肺循环**

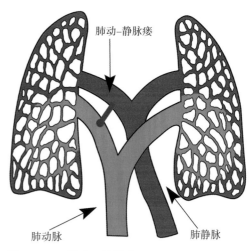

图 6-4-2　**肺动 - 静脉瘘**

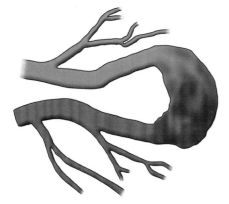

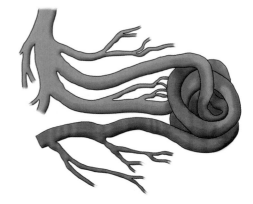

图 6-4-3　**左图为囊状肺动 - 静脉瘘；右图为弥漫性肺小动 - 静脉瘘**

管即被"过滤"，不再出现于其后的肺静脉血管内。肺动 - 静脉瘘时，造影剂在右心顺序显影后，3 个心动周期以上左心系统亦顺序显影，即可提示该病的存在（图 6-4-5）。

　　右心声学造影诊断肺动 - 静脉瘘的敏感性很高，但具体瘘口的部位及范围尚需进一步检查。肺动脉造影是诊断肺动 - 静脉瘘的金标准，可直观显示瘘口的部位、大小，其缺点是有创检查、费用较高。

　　既往对肺动 - 静脉瘘多采取局部或全肺叶切除术治疗，目前经导管封堵术是主要治疗方法。

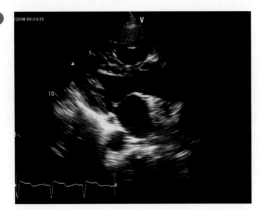

图 6-4-4　肺动 - 静脉瘘患者发绀，但常规超声心动图显示心脏形态结构基本正常

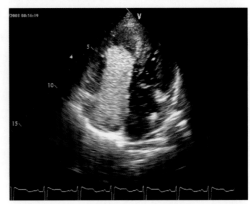

图 6-4-5　同一患者，右心声学造影，右心顺序显影 10 个心动周期后左心显影

小结

　　体格检查及常规超声心动图检查找不到引起发绀的证据，此为诊断本病的重要线索。右心声学造影具有很高的敏感性，是肺动 - 静脉瘘的首选检出手段。

第五节　滚蛋吧，心脏中以瘤冠名的伪"肿瘤君"

▶ 视频目录

导读

　　心脏里有许多以"瘤"冠名的疾病，但并非真正的肿瘤。但就一个"瘤"字，常常会混淆人们的视听。认清这些伪"肿瘤君"的本质，让我们对它们说："滚蛋吧，别再以肿瘤之名来恐吓我们！"

　　漫画家熊顿由于电影《滚蛋吧！肿瘤君》再一次唤醒大众的记忆，这部几乎是她自画像式的影片，赚足了人们的眼泪。人们感动于熊顿的乐观和勇敢不能自拔，对"肿瘤君"却只能无助地恨之怨之。无疑，一个又一个公众人物因"瘤"离去，让大众变得谈"瘤"色变，也让"肿瘤君"借助电影一时风头无两。

　　心脏超声报告中，也会出现许多以"瘤"冠名的疾病，但并非所有的"瘤"都是真正的肿瘤，也不是所有的"瘤"都是狰狞的、令人恐惧的。然而，作为心血管领域的疾病，它又有着特殊的临床意义。因此，一名心血管专业的医师，尤其是一名心脏超声医师，有必要认识那些心脏中以瘤冠名的伪"肿瘤君"，并认清这些不是肿瘤的"瘤"的本质。

一、房间隔膨出瘤

　　房间隔膨出瘤（atrial septal aneurysm，ASA），顾名思义是房间隔向一侧膨隆而形成的气球样瘤样膨出。此瘤样物并非肿瘤，其成因是由于先天性房间隔发育薄弱，后天心脏负荷因素作用而致。ASA 常见为原发性，即先天性房间隔卵圆窝部位发育薄弱，该处组织明显向右心房呈瘤样膨出。由于一侧心房压力异常增高，或者由于房间隔缺损修补术补片过大或松弛等原因，也可引起继发性房间隔瘤样膨出。

　　ASA 并无绝对的诊断标准，一般认为，二维超声心动图显示房间隔局限性突入一侧心房或在两房之间摆动，基底直径大于 15mm，膨出高度大于 15mm（成人），或膨出高度大于 25% 左房或右房横径（儿童）。

　　心脏超声医师需要注意的是，发现了 ASA，应排除有无合并房间隔缺损或卵圆孔未闭（图 6-5-1、图 6-5-2）。

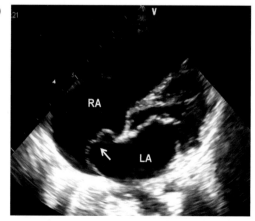

图 6-5-1　房间隔中部向右房侧膨出，合并筛孔样房间隔缺损

　　RA：右心房；LA：左心房

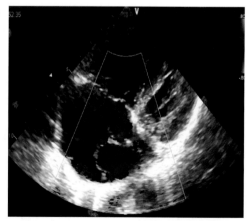

图 6-5-2　CDFI 显示房间隔上多束左向右分流

二、室间隔膜部瘤

室间隔膜部瘤（ventricular septal membranous aneurysm）是膜周部型室间隔缺损最常见的并发症，为一较薄的组织膜，可与三尖瓣部分粘连，活动度较大，收缩期凸向右心室。室间隔膜部瘤亦可单独存在，可能是室间隔缺损自然闭合的结果。二维超声心动图发现室间隔膜部瘤后，应进一步使用彩色多普勒确定有无心室水平的分流，并评价三尖瓣反流和主动脉瓣反流的程度（图6-5-3、图6-5-4）。

三、主动脉窦瘤

主动脉窦瘤又称为瓦氏窦瘤（aneurysm of sinus of Valsalva）或冠状动脉窦瘤。它的形成一般认为是在主动脉内长期高压血流的冲击下，主动脉窦部纤维构成的环状带与主动脉壁的肌肉和弹力纤维部分中断或局部组织松软而呈瘤样膨出（图4-4-2、图4-4-3、图6-5-5）。

窦瘤好发于右冠状动脉窦，其次为无冠状动脉窦。主动脉窦瘤未破裂时不引起血流动力学改变。若窦瘤破裂，可引起相应房室腔扩大。最常见的是右冠状动脉窦瘤破入右室流出道。

先天性主动脉窦瘤常合并室间隔缺损和主动脉瓣脱垂。

四、室壁瘤

室壁瘤（ventricular wall aneurysm）是急性心肌梗死最常见的并发症，分为真性室壁瘤和假性室壁瘤两类。真性室壁瘤的局部心肌坏死变薄，收缩期和舒张期均向外膨出，呈矛盾运动。假性室壁瘤的心室游离壁破裂，局部心包包裹血液形成一个与心室腔相通的假腔（图6-5-6、图6-5-7）。

真性室壁瘤与假性室壁瘤的区别是：前者的外壁为心肌，后者的外壁为心包和血凝块；前者的瘤颈较宽，后者的瘤颈较窄。

五、瓣膜瘤

瓣膜瘤（valvular aneurysm）为感染性心内膜炎的并发症，因瓣膜破坏变形而向一侧房室腔或血管腔膨出形成。二尖瓣（图6-5-8、图6-5-9）和主动脉瓣瓣膜瘤（图4-1-8）相对常见。

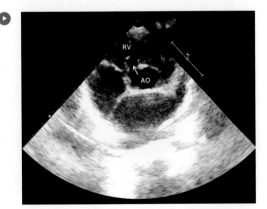

图6-5-3 室间隔膜部瘤，室间隔膜部向右室侧膨出，合并室间隔缺损

　　RV：右心室；AO：主动脉

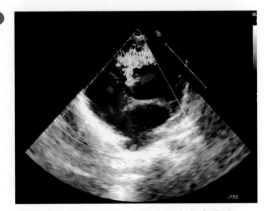

图6-5-4 CDFI显示心室水平左向右分流

六、动脉瘤

　　动脉瘤（aneurysm）是指动脉内径局限性增宽超过其近心端 1.5 倍以上。究其本质，就是主动脉壁薄弱所致，具体病因包括主动脉粥样硬化、梅毒、先天性缺陷、外伤、感染及主动脉瓣关闭不全等（图 3-5-7）。主动脉夹层和肺动脉夹层也会造成局部动脉扩张，形成夹层动脉瘤（图 6-5-10）。

　　动脉壁破裂在血管外包裹形成的搏动性血肿则为假性动脉瘤。

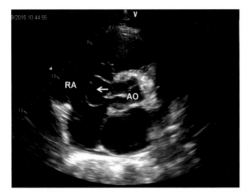

图 6-5-5　右冠状动脉窦瘤破入右心房（箭头所指处）
RA：右心房；AO：主动脉

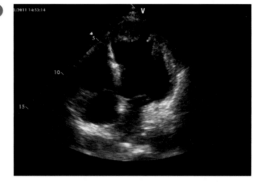

图 6-5-6　左室心尖部真性室壁瘤并瘤体内血栓形成

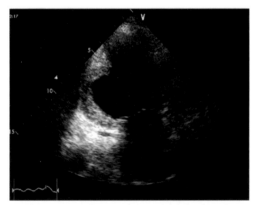

图 6-5-7　左室下壁真性室壁瘤并瘤体内血栓形成

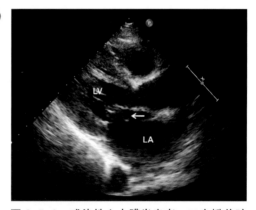

图 6-5-8　感染性心内膜炎患者，二尖瓣前叶左房侧瓣膜瘤形成（箭头所指处）
LV：左心室；LA：左心房

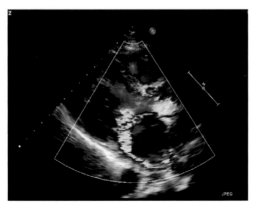

图 6-5-9　因二尖瓣前叶瓣膜破坏而脱垂，导致二尖瓣重度偏心性反流

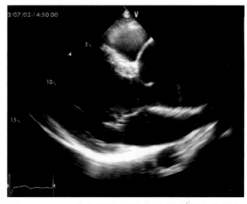

图 6-5-10　升主动脉瘤并主动脉夹层（Ⅱ型）

　　本文所涉及的这些以瘤冠名的伪"肿瘤君"，均非真正的肿瘤。但是作为心血管领域的疾病，它们有着特殊的临床意义。因此，作为一名心血管专业的医师，尤其是一名心脏超声医师，有必要认清它们的本质。

第六节　心尖上的寻觅，走出超声检查的盲区

▶ 视频目录

导读

　　16 节段划分法不包括心尖顶部，即没有心腔的真正心肌心尖段。近年来各种评价心肌运动和灌注的超声心动图技术逐步应用发展，心尖顶部心肌节段日益受到关注。因此，美国心脏病学会建议几种心脏影像学检查方法统一采用 17 段心肌分段方法。但在实际超声检查时，心尖及心尖附近区域的扫查常常容易被忽视，甚至是扫查的盲区，因此容易漏诊与心尖相关的重要疾病。

　　"心尖"，在百姓的心里常常寓意着自己最珍贵的东西，也被认为是最能扯动神经的那一部分。而百姓最在意的"心尖"，其实放在人体不足 400g 的心脏里，只是所占比重很小的一部分，小到常常让心超医师所忽略。

　　超声屏幕上的心尖，也总是有着"犹抱琵琶半遮面"的羞涩感，让心超医师难以一窥其完整的、真实的面目。混响效应、肥胖、衰减及气体干扰等因素，都给心尖蒙上了一层薄薄的面纱。然而，心尖这个特殊的部位，却是许多重要疾病青睐的场所。因此，看清心尖，给心超医师提出了一个更高的要求和考验。

一、心尖的扫查技巧

　　先做到标准的胸骨旁左心长轴切面，然后将探头向左下方滑行，即可得到心尖的观察切面。笔者认为，该非标准切面上心尖与声束形成一个角度可避免回声失落，还可以有效地避免心尖长轴切面上的混响效应带来的伪像，是一个较为理想的观察点（图 3-1-15）。

　　结合心尖三个长轴及一个短轴切面，即心尖两腔心、三腔心、四腔心切面和心尖水平左室短轴切面。显示心尖三个长轴切面时，注意将仪器调节中的"Focus"调至心尖水平（图 3-1-17、图 1-1-6）。

二、常见与心尖相关的疾病

1. 心肌致密化不全（noncompaction of the ventricular myocardium, NVM）　心肌的发育是从海绵状心肌到致密化心肌的一个渐变过程，致密化是从心外膜到心内膜、从基底部到心尖部逐步形成的。本病相关基因可能定位于 X 染色体 Xq28 区段上，G4.5 基因突变是产生 NVM 的始因。病变多侵及左心室，以近心尖部 1/3 室壁节段最为明显，伴或不伴有右心室受累。

NVM 主要临床表现为心力衰竭、心律失常和系统性栓塞。尽管 NVM 是先天性发育异常，但症状的首发年龄差别很大，多数患者早期无症状，而于中老年时发病。

超声心动图是 NVM 的首选诊断方法，主要诊断依据为：心腔内多发、过度隆突的肌小梁和深陷其间的隐窝，形成网状结构（非致密化心肌）；同一室壁部位儿童非致密化心肌与致密化心肌厚度之比值大于 1.4，成人其比值大于 2；彩色多普勒可探及隐窝间隙有低速血流与心腔相通（图 4-6-3、图 4-6-4）。

2. 心尖肥厚型心肌病（apical hypertrophic cardiomyopathy）　心尖肥厚型心肌病是原发性肥厚型心肌病中的特殊类型，由于本病无左室流出道梗阻和压力阶差存在，对心脏血流动力学的影响比经典的肥厚型心肌病小，故多数患者无自觉症状。肥厚的心肌主要位于近心尖室壁处，极易漏诊。心电图以 V_3、V_4 为中心的胸导联 ST 段压低、T 波深尖倒置，是提示心尖肥厚型心肌病的重要信号（图 6-6-1 ~ 图 6-6-2）。

3. 心尖部室壁瘤（apical ventricular wall aneurysm）　室壁瘤通常在急性心肌梗死后 1 年内产生，是心肌梗死最常见的并发症，发生率 20% 左右，多数位于左室心尖部。

正常人左心室形态类似于子弹头，内径以基底部最大，愈靠近心尖则愈小。如左室心尖部舒张末期内径反而超过左室基底部舒张末期内径，应考虑室壁瘤的诊断。瘤体内血流缓慢，易并发附壁血栓（图 6-5-6）。

4. 心尖附壁血栓（apical mural thrombus）　心肌致密化不全、心尖部室壁瘤、扩张型心肌病都是心尖附壁血栓形成的常见原因。血栓一旦脱落，则会导致系统性栓塞，尤其是脑梗死，临床预后较差。因此，检出心尖附壁血栓具有重要的临床意义（图 6-6-3）。

5. 肌部型室间隔缺损（muscular ventricular septal defect）　肌部型室间隔缺损约占室间隔缺损的 20%，其中肌小梁室间隔缺损最常见。由于缺损周边均为肌性组织，好发部位又靠近心尖，往往容易被检查者所忽略。检查时，在胸骨旁左心长轴切面基础上，探头向左下方滑行尽量显示心尖部室间隔，注意使用彩色多普勒观察有无过隔分流，能有效提高肌部型室间隔缺损的检出率（图 4-3-4，图 4-3-5）。

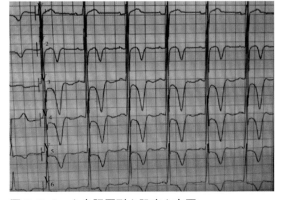

图 6-6-1　心尖肥厚型心肌病心电图

V_3, V_4 为中心的胸导联 ST 段压低、T 波深倒置

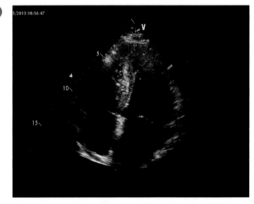

图 6-6-2　同一患者，心尖四腔心切面显示近心尖部 1/3 室壁明显增厚

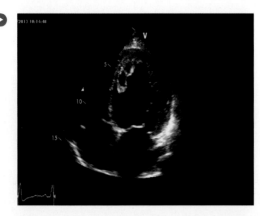

图 6-6-3　扩张型心肌病并发的心尖附壁血栓

此外，对于心肌梗死患者而言，对于新近出现的心尖区收缩期杂音，要警惕心尖部室间隔穿孔的可能性（图 6-1-4、图 6-1-5）。

6. 应激性心肌病(stress-induced cardiomyopathy) 应激性心肌病表现为心尖部呈气球样膨出，而心底部心肌运动增强，心脏的整体形态与章鱼篓相似，亦称为 Tako-Tsubo（章鱼壶）心肌病。常因情绪、精神等应激状态下诱发，主要症状为急性胸痛，患者出现急性心肌梗死的心电图改变，有轻度心肌酶谱升高，但冠脉造影正常。预后良好，可在数天至数月完全恢复正常。

小结

心尖部的疾病容易遗漏，值得心超医师引起重视。以临床症状或体征为线索，结合心尖的扫查技巧，注意心尖区的寻觅，才能走出心尖检查的盲区。

第七章

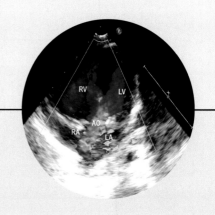

先天性心脏病篇

第一节　复杂先天性心脏病的超声诊断思路
——三节段分析法

导读

　　复杂先天性心脏病的病理解剖变化多端，诡谲异常，常常让检查者雾里看花，难觅真相。在扑面而来纷繁复杂的大量信息中，学会按顺序、有步骤地规范检查，才能在变幻的切面中逐一提取有效信息，做出最终正确的诊断。而三节段分析法，则是帮助我们理清思路，辨明方向并最终制胜的法宝。

　　复杂先天性心脏病，就像是给心脏加了一重重的锁，布了一层层的雾，其难以认清和辨明的病理解剖变异，难以分析和理解的大量信息，诡谲异常的血流动力学改变，繁多而复杂的变幻切面，让它成为一座难以攻克的城邑。众多心超医师虽手持超声利剑，在它的浓雾重锁前面却无奈心生怯意，最终败走麦城。

　　面对复杂先天性心脏病，若利用三节段分析诊断法进行诊断，最终都可以化繁为简，让错综复杂的局面变得有章可循。Van Praagh 从病理解剖学角度，将心脏分为三个节段：心房、心室、大动脉；两个连接：心房与心室的连接及心室与大动脉的连接，即房室瓣和动脉圆锥。

　　正常情况下，胸腹腔脏器各居其位，镇守疆土。肺划为三叶，视为右肺，划为两叶，视为左肺，各居左右，分庭抗礼又合作无间。肝居于右侧，脾位于左侧，心脏左右兼顾，但大部分居于左侧。如此的版图，不差毫厘，但如果这些内脏的位置发生了改变，随之带来的心脏内部解剖结构的位置也将发生变化。因此，判定内脏位置，是心脏三节段分析法的必要基础。

　　超声心动图三节段分析法基本诊断顺序：先确定心房的结构与位置及其与腔静脉的连接；判断房室瓣与心室的连接及心室的解剖形态与空间位置；明确心室与大动脉的连接及大动脉的结构与空间位置。

　　本文将通过对心脏三节段分析法的逐一细化拆解，让我们一步步走出复杂先天性心脏病的迷雾。

一、心脏位置

　　分析诊断复杂先天性心脏病之前，应首先判断心脏位置。心脏位置分为五种：正常左位心、镜像右位心、左旋心、右旋心、中位心（图 7-1-1）。

如图 7-1-1 所示：心脏位置是以心房的位置来确定的。正常左位心：心脏大部分位于正中线左侧，心房正位，心脏轴线与心尖指向左下方；镜像右位心：心脏大部分位于正中线右侧，心房反位，心脏轴线与心尖指向右下方；左旋心：心脏大部分位于正中线左侧，心房反位，心脏轴线与心尖指向左下方；右旋心：心脏大部分位于正中线右侧，心房正位，心脏轴线与心尖指向右下方；中位心：心脏位于胸腔中间，心房可正位或反位，室间隔前后位，心脏轴线与心尖指向前下方。

从示意图可以看出，正常左位心和镜像右位心呈镜像；左旋心与右旋心呈镜像；正常左位心的心房位置不变，心脏轴线与心尖转向右下方，即为右旋心；镜像右位心的心房位置不变，心脏轴线与心尖转向左下方，即为左旋心；正常左位心与左旋心的心房位置相反，其他一致；镜像右位心与右旋心的心房位置相反，其他一致。了解几种心脏位置的相互关系，可改变探头的方位做出与正常左位心一样的切面。

二、内脏和心房的位置

判断心房位置的方法：①内脏位置：解剖学右心房总是与肝在同侧，解剖学左心房总是与脾和胃在同侧。②下腔静脉与腹主动脉之间的关系：解剖学右心房与下腔静脉在脊柱的同侧，解剖学左心房与腹主动脉在脊柱的同侧。双侧右房异构时，下腔静脉与腹主动脉在脊柱左侧或右侧，而且下腔静脉在前方；双侧左房异构时，肝内段下腔静脉离断，腹主动脉位于脊柱前方，扩张的奇静脉或半奇静脉位于腹主动脉的右后方或左后方。③下腔静脉与心房的连接：肝上段下腔静脉与心房的连接是确定解剖学右心房位置的最可靠标志。④右心声学造影：下肢外周静脉注射右心声学造影剂，下腔静脉显影后解剖学右心房显影。⑤肺叶的数目：解剖学右心房与三叶肺在同侧，解剖学左心房与二叶肺在同侧。

需要注意的是：上腔静脉存在左位上腔静脉或双上腔静脉的变异，肺静脉存在异位引流的变异，因此不能根据上腔静脉或肺静脉与心房的连接来确定心房的位置。

解剖学心房的形态是以心耳的形态来确定的。由于超声不太容易确定心耳的形态，而内脏与心房具有固定的位置关系，因此根据内脏的位置将内脏心房的位置分为三种（图 7-1-2）。

1. 内脏心房正位（situs solitus, S） 解剖学右心房与肝分别位于右侧胸腔和腹腔，解剖学左心房与脾、胃分别位于左侧胸腔和腹腔。下腔静脉与腹主动脉分别位于脊柱的右侧和左侧。右侧肺为三叶，左侧肺为二叶（图 7-1-3）。

2. 内脏心房反位（situs inversus, I） 解剖学右心房与肝分别位于左侧胸腔和腹腔，解剖学左心房与脾、胃分别位于右侧胸腔和腹腔。下腔静脉与腹主动脉分别位于脊柱的左侧和右侧。右侧肺为二叶，左侧肺为三叶。

3. 内脏心房不定位（situs ambiguous, A） 包括双侧右房异构和双侧左房异构。双侧右房异构：两侧心耳均为右心耳的形态特征。下腔静脉与腹主动脉在脊柱左侧或右侧，而且下腔静脉在前方，下腔静脉与一侧心房相连，部分或全部肝静脉汇入另一侧心房。肝多为水平肝，亦可位于右侧或左侧腹腔，绝大多数合并无脾症。两侧肺均为三叶肺。双侧左

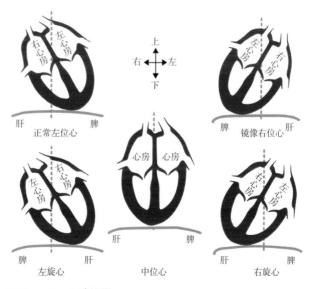

图 7-1-1 心脏位置

房异构：两侧心耳均为左心耳的形态特征。肝内段下腔静脉离断，腹主动脉位于脊柱前方，扩张的奇静脉或半奇静脉位于腹主动脉的右后方或左后方，躯干下部的静脉血经过奇静脉或半奇静脉汇入上腔静脉，再汇入一侧心房，三支肝静脉汇入另一侧心房或分别汇入两侧心房。肝多为水平肝，亦可位于右侧或左侧腹腔，部分合并多脾症。两侧肺均为二叶肺。

三、心室袢的类型与心室位置

心室袢分为心室右袢（D-loop）和心室左袢（L-loop）两种类型。正常情况下，原始心管向右侧扭曲，右心室转至右侧，左心室位于左侧，称为右袢（图7-1-4）；反之，称为左袢（图7-1-5）。

心室的位置根据心室形状、房室瓣、腱索、乳头肌、肌小梁、调节束、流出道构成、大动脉

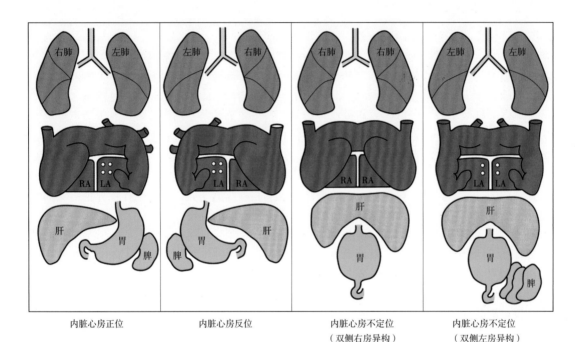

| 内脏心房正位 | 内脏心房反位 | 内脏心房不定位（双侧右房异构） | 内脏心房不定位（双侧左房异构） |

图7-1-2　内脏心房位置

RA：右心房；LA：左心房

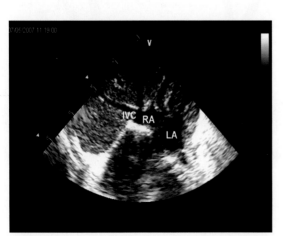

图7-1-3　心房正位（S）

剑突下四腔心切面，下腔静脉（IVC）汇入右侧心房，为解剖学右心房（RA），解剖学左心房（LA）位于左侧。肝位于腹腔右侧

位置与心室位置的关系等几个方面来判断。其中，最重要的是房室瓣、调节束和肌小梁。

　　1. **房室瓣**　房室瓣位置总是与心室相对应，而不与心房相对应。二尖瓣总是与解剖学左心室相连，三尖瓣总是与解剖学右心室相连。①房室瓣附着点的位置：三尖瓣低于二尖瓣。②房室瓣与室间隔的关系：二尖瓣前叶不总是与室间隔相连，部分被左室流出道与室间隔分开；三尖瓣隔瓣始终与室间隔相连（图7-1-6）。③房室瓣与半月瓣的关系：二尖瓣与半月瓣呈纤维连接，三尖瓣与半月瓣不连续，被动脉圆锥隔开。

　　2. **调节束**　是解剖学右心室的重要标志。

　　3. **肌小梁**　右心室内肌小梁粗大，内膜面粗糙不平；左心室内肌小梁细小，内膜面较光滑。

　　当二尖瓣和三尖瓣附着点在同一水平或共同房室瓣时，则根据调节束、肌小梁或其他解剖结构来判断心室的位置。

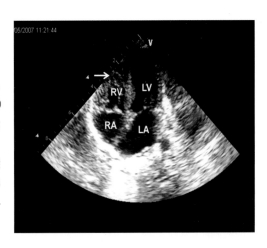

图7-1-4　心室右袢（D）

　　心尖四腔心切面，三尖瓣位于右侧，二尖瓣位于左侧，三尖瓣的位置略低于二尖瓣。三尖瓣与解剖学右心室（RV）相连，二尖瓣与解剖学左心室（LV）相连。箭头所指为解剖学右心室内的调节束，为解剖学右心室的重要标志。尚可观察到位于左侧的解剖学左心室心内膜光滑，肌小梁较少，而位于右侧的解剖学右心室内膜不光滑，肌小梁丰富。房室序列一致（左心房 – 二尖瓣 – 左心室，右心房 – 三尖瓣 – 右心室）。RA：右心房；LA：左心房

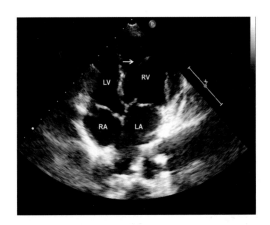

图7-1-5　心室左袢（L）

　　心尖四腔心切面，三尖瓣位于左侧，二尖瓣位于右侧，三尖瓣的位置低于二尖瓣。三尖瓣与解剖学右心室（RV）相连，二尖瓣与解剖学左心室（LV）相连。箭头所指为解剖学右心室内的调节束，为解剖学右心室的重要标志。房室序列不一致（左心房 – 三尖瓣 – 右心室，右心房 – 二尖瓣 – 左心室）

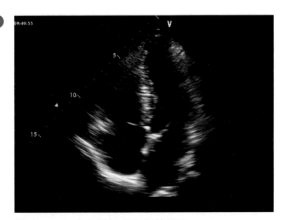

图7-1-6　房室瓣与室间隔的关系

　　从心尖四腔心切面到心尖五腔心切面，可见二尖瓣前叶不总是与室间隔相连，部分被左室流出道与室间隔分开，而三尖瓣隔瓣始终与室间隔相连

四、房室瓣与房室序列

判断心房与心室的连接需弄清三个方面的问题：房室瓣位置、房室序列及房室瓣形态。

1. **房室瓣位置** 房室瓣位置可分为正位、反位和不定位。房室瓣的正位或反位总是和心室的正位或反位相一致。当二尖瓣和左心室同在左侧，三尖瓣和右心室同在右侧时为房室瓣正位，反之则为房室瓣反位。

2. **房室序列** ①房室序列一致：左心房 - 二尖瓣 - 左心室，右心房 - 三尖瓣 - 右心室。心房正位时，心室右袢；心房反位时，心室左袢。②房室序列不一致：左心房 - 三尖瓣 - 右心室，右心房 - 二尖瓣 - 左心室。心房正位时，心室左袢；心房反位时，心室右袢。③房室序列不定或迷走：见于双侧右房异构或双侧左房异构，此时可以是心室右袢，也可以是心室左袢。④双入口和共同入口：两个房室瓣或共同房室瓣大部分或全部开口于一个心室。⑤房室连接缺如：一侧心房底完全闭锁，无房室口和房室瓣。

3. **房室瓣形态** ①两侧房室瓣均开通；②一侧房室瓣闭锁；③共同房室瓣；④房室瓣骑跨和跨立：一侧房室瓣环与室间隔对位不良，骑跨在室间隔之上，但其腱索附着在一侧室腔，称为房室瓣骑跨；如腱索附着在两侧室腔，则称为跨立。

五、动脉圆锥、大动脉的结构及其空间位置关系

动脉圆锥又称漏斗部，连接心室和大动脉，是位于房室瓣和半月瓣之间的肌性组织。瓣下有动脉圆锥的半月瓣位置靠前。

动脉圆锥分类：①肺动脉瓣下圆锥：见于正常左位心、镜像右位心；②主动脉瓣下圆锥：见于完全型大动脉转位、矫正型大动脉转位；③双侧圆锥：见于 Taussig-Bing 畸形、大动脉异位；④圆锥缺如：见于左心室双出口（图7-1-7～图7-1-10）。

判断主动脉与肺动脉的方法是：①肺动脉主干较短，接着分为左右两支，主干不复存在；主动脉近心端较长，弓部向颈部分为三支，主干继续下行（图7-1-11）；②主动脉根部可见冠状动脉开口；③主动脉根部可见增粗的冠状动脉窦、肺动脉无冠状动脉窦。

复杂先天性心脏病时，多数伴有一支大动脉狭窄，且多为肺动脉狭窄，但切记不能根据大动

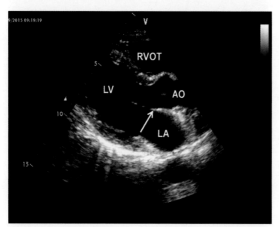

图7-1-7　正常情况下，主动脉瓣与二尖瓣呈纤维连接（箭头所示）

　　LV：左心室；LA：左心房；AO：主动脉；RVOT：右室流出道

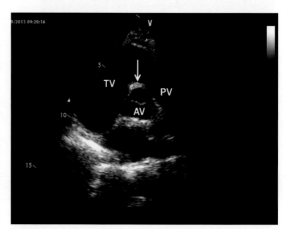

图7-1-8　正常情况下，肺动脉瓣下圆锥（箭头所示）介于三尖瓣（TV）和肺动脉瓣（PV）之间

　　AV：主动脉瓣

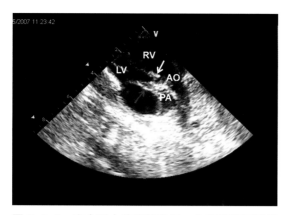

图 7-1-9　完全型大动脉转位时，主动脉瓣下圆锥（白色箭头），肺动脉瓣－二尖瓣纤维连接（红色箭头）

LV：左心室；RV：右心室；AO：主动脉；PA：肺动脉

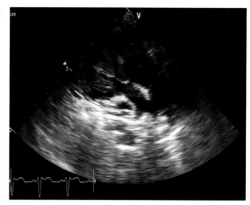

图 7-1-10　右心室双出口（Taussig-Bing 畸形）

主动脉与肺动脉平行走行，主动脉在前，完全起源于右心室，肺动脉在后，骑跨于室间隔之上，大部分起源于右心室，主动脉瓣下和肺动脉瓣下均有圆锥，为双侧圆锥

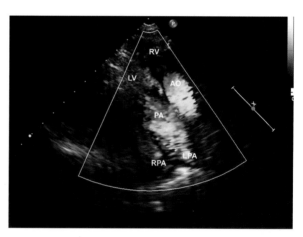

图 7-1-11　矫正型大动脉转位时，心尖四腔心切面的基础上，探头稍向前倾，彩色多普勒显示肺动脉位于主动脉右后方，并分为左肺动脉和右肺动脉

RV：右心室；LV：左心室；AO：主动脉；PA：肺动脉；RPA：右肺动脉；LPA：左肺动脉

脉的内径判断主动脉和肺动脉。追踪大动脉走行，寻找其分支是最可靠的方法，问题是很难从胸前区追踪到胸骨上窝。笔者认为，主动脉弓长轴切面可清晰显示主动脉的颈部分支，因此结合胸前区和胸骨上窝两个声窗的切面，参考大动脉的内径，不失为一种判断主动脉和肺动脉的好办法。

需要注意的是，冠状动脉可异常起源于肺动脉，因此根据冠状动脉起源判断主动脉和肺动脉需慎重。

一般以主动脉瓣相对于肺动脉瓣的空间位置来确定大动脉的空间位置关系（图 7-1-12）：①大动脉关系正常：先决条件是肺动脉瓣下圆锥，肺动脉瓣位于主动脉瓣的前方，主动脉和肺动脉起始段呈交叉关系。分为正位型正常大动脉关系（正常左位心）和反位型正常大动脉关系（镜像右位心）。②大动脉关系异常：先决条件是主动脉瓣下圆锥、双侧圆锥或圆锥缺如，主动脉瓣位于肺动脉瓣的前方或两者并列，见于大动脉转位、右心室双出口、左心室双出口和大动脉异位。分为 D 位（dextro position）：主动脉瓣位于肺动脉瓣的右侧；L 位（levo position）：主动脉瓣位于肺动脉瓣的左侧；A 位（antero position）：主动脉瓣位于肺动脉瓣的正前方。

大动脉异位是指大动脉起始正常，即主动脉起始于解剖学左心室，肺动脉起始于解剖学右心室，但两者失去交叉关系而为平行关系。

正常情况下，肺动脉在左前，主动脉在右后，两者呈交叉关系。我们可以通过胸骨旁左心长轴切面和心尖四腔心切面作连续扇形扫查，结合手法和图像，观察主动脉与肺动脉之间的空间位置关系（图 3-1-19，图 7-1-13）。当考虑大动脉关系异常时，我们亦可以通过这两个切面观察主动脉与肺动脉之间的空间位置关系，以及其与心室的连接关系，起始段两者呈平行关系。

六、心室与大动脉的连接

心室与大动脉的连接分为：①连接一致：主动脉连接解剖学左心室，肺动脉连接解剖学右心室，见于大动脉关系正常和大动脉异位；②连接不一致：主动脉连接解剖学右心室，肺动脉连接解剖学左心室，见于完全型大动脉转位和矫正型大动脉转位；③心室双出口：见于右心室双出口和左心室双出口；④心室单出口：见于永存动脉干和一支大动脉闭锁（图 7-1-14）。

需要强调的是，即使是正常心脏，也应该按照三节段分析法的思路去观察分析。

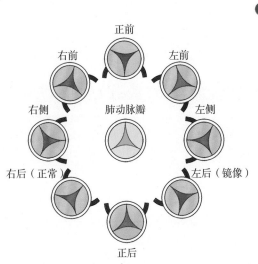

图 7-1-12　主动脉瓣与肺动脉瓣的位置关系

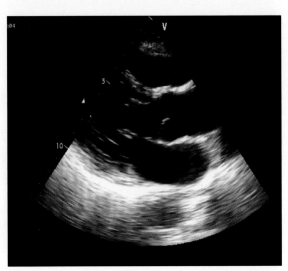

图 7-1-13　主动脉与肺动脉之间的空间位置关系
先做胸骨旁左心长轴切面，探头稍前倾并顺时针旋转，做到右室流出道长轴切面，该手法可见主动脉与肺动脉呈交叉关系，肺动脉位于主动脉前方

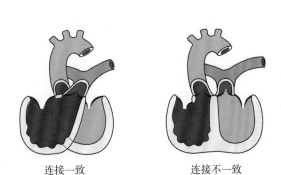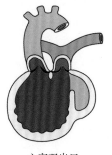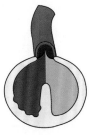

连接一致　　　　连接不一致　　　　心室双出口　　　　心室单出口

图 7-1-14　心室与大动脉的连接

> **小结**
>
> 　　Van Praagh 三节段分析法，是复杂先天性心脏病的顺序诊断方法，只要思路正确，逻辑推理，层层推进，最终会拨开迷雾见天日，给患者一个存活下来的理由。

第二节　房间隔缺损的分型及诊断

▶ **视频目录**

视频 7-2-3：继发孔型房间隔缺损，房间隔中部可见较大的回声中断
视频 7-2-4：同一患者，房间隔中部可见左向右分流
视频 7-2-5：右心声学造影

> **导读**
>
> 　　房间隔缺损是最常见的先天性心脏病之一。房间隔缺损分型的目的直接关系到治疗方案的选择，是为心脏外科医师提供准确的术前信息，便于术中快速找到缺损部位。本文将介绍房间隔缺损分型的超声定位诊断及超声诊断方法。

　　心脏四居室的左右房间由两面墙相互隔开，互不干扰。房间隔，就是其中分隔心脏左、右心房的那面墙。这面墙，既是左、右心房划分的界限，也不可避免地成为了左、右心房的一部分。它的存在，使得左、右心房彼此毗邻，互为依托；它的完整，让左、右心房各自独立，永不沟通，从而保证着体、肺循环的正常运转。当胚胎发育出现故障，房间隔这面墙可能会多出大大小小、部位不同的裂缝或缺口，让左、右心房之间建立了不该有的往来交通，房间隔缺损就此发生。

　　胚胎发育早期，是房间隔发育的关键时期。在此阶段，先后形成原发隔、原发孔、继发孔、继发隔、卵圆孔等结构。原发孔关闭后，继发孔在上，卵圆孔在下，原发隔与继发隔相互遮盖另一隔上的孔，即继发隔从右侧遮盖继发孔，原发隔从左侧遮盖卵圆孔。原发隔起到活瓣的作用，出生前有利于下腔静脉血直接进入左心房；出生后，左心压力增大，卵圆孔关闭，形成卵圆窝（图7-2-1）。

　　房间隔发育过程中，若原发孔未封闭，则形成原发孔型房间隔缺损；若原发隔上部吸收过多、继发孔过大或继发隔未发育，则形成继发孔型房间隔缺损；若卵圆孔过大或活瓣过小，则形成卵圆孔未闭或小房间隔缺损。如果原发隔和继发隔均未发育，则形成单心房。

一、房间隔缺损的分型

　　房间隔缺损分为原发孔型、继发孔型、静脉窦型及冠状静脉窦型。其中，继发孔型主要指中央型，静脉窦型包含下腔型及上腔型。兼有上述两种以上者，称为混合型（图7-2-2）。

　　1. 原发孔型房间隔缺损　原发孔型房间隔缺损较少见，又称为部分型心内膜垫缺损，缺损位于房间隔下部近十字交叉处，常合并二尖瓣前叶裂或三尖瓣隔瓣裂（图3-4-6、图3-4-7）。

2. **继发孔型房间隔缺损**　主要指中央型房间隔缺损，最为常见，约占 70%，缺损位于房间隔中部，相当于卵圆窝处（图 7-2-3、图 7-2-4）。

3. **静脉窦型房间隔缺损**　静脉窦包含上腔型及下腔型。上腔型房间隔缺损位于上腔静脉开口与右心房连接的部位，缺损下缘为房间隔组织，缺损上缘为上腔静脉开口处，此型常伴有部分或完全肺静脉异位引流入右心房或上腔静脉（图 3-7-6、图 3-7-7）；下腔型房间隔缺损位于房间隔的后下部，缺损下缘接近下腔静脉入口处（图 3-7-8、图 3-7-9）。

4. **冠状静脉窦型房间隔缺损**　冠状静脉窦型房间隔缺损，是冠状静脉窦顶部与左心房后壁之间的间隔缺损，又称无顶冠状静脉窦综合征。从解剖上看，它不是真正的房间隔缺损，由于其血流动力学改变与房间隔缺损相似，虽然可有冠状静脉窦的血流进入左心房，但更多的血流还是

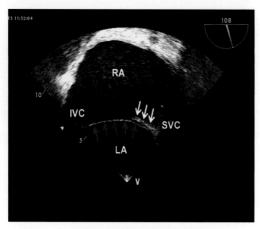

图 7-2-1　经食管超声显示的卵圆孔未闭

红色箭头所指为原发隔，其上端即靠近上腔静脉为继发孔；白色箭头所指为继发隔，其下端即房间隔中部为卵圆孔。原发隔与继发隔之间有一缝隙，继发孔与卵圆孔通过此缝隙相通，即卵圆孔未闭。

LA：左心房；RA：右心房；SVC：上腔静脉；IVC：下腔静脉

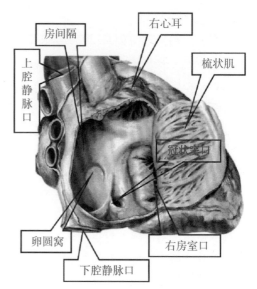

图 7-2-2　房间隔与右心房各血管开口之间的关系

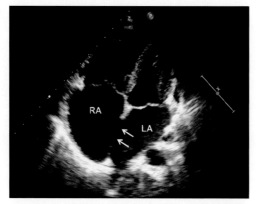

图 7-2-3　继发孔型房间隔缺损，房间隔中部可见较大的回声中断（箭头所指处）

　　RA：右心房；LA：左心房

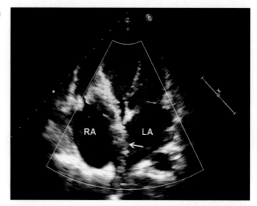

图 7-2-4　同一患者，房间隔中部可见左向右分流

　　RA：右心房；LA：左心房

从左心房经冠状静脉窦进入右心房,因此,右心扩大。冠状静脉窦型房间隔缺损常合并左位上腔静脉,非常少见,约占1%(图3-6-9、图3-6-10)。

二、房间隔缺损的诊断方法

由于左、右心房之间的压差较低,分流不易显示,而二维超声心动图心尖四腔心切面容易产生回声失落等原因,房间隔缺损看似简单,实则容易误诊或漏诊。

超声心动图是房间隔缺损的首选诊断方法。经胸超声心动图可诊断大多数房间隔缺损,对少数因解剖位置关系或透声条件差不易显示的患者,可行经食管超声心动图或右心声学造影检查。

1. 经胸超声心动图 超声心动图发现右心扩大,即应注意排除房间隔缺损。

如上述房间隔缺损分型所示,根据不同类型的房间隔缺损所在位置,经胸超声心动图可用不同切面来显示。常用切面有心底短轴切面、胸骨旁四腔心切面、心尖四腔心切面、剑突下四腔心切面及剑突下双心房切面。

剑突下四腔心切面因为房间隔与声束形成一角度,不易产生回声失落,是显示房间隔缺损较为理想的切面。剑突下双心房切面是显示静脉窦型房间隔缺损的最佳切面。

对于胸前区切面显示右心扩大而未显示房间隔缺损的患者,应在剑突下双心房切面寻找有无静脉窦型房间隔缺损。

2. 经食管超声心动图 经食管超声心动图的探头发射频率较高,具有较高的空间分辨力,房间隔位于经食管探头的近场,并且多平面经食管探头的晶体片可在0°~180°旋转,可全方位显示房间隔,因此诊断房间隔缺损比经胸超声心动图更为清晰。

对于肥胖、肺气肿、胸廓畸形等原因,经胸超声心动图检查图像质量较差但高度怀疑房间隔缺损的患者,可考虑经食管超声心动图检查。

经食管超声心动图常用三个切面显示房间隔缺损,即四腔心切面显示心脏长轴方向的房间隔,判断房间隔缺损边缘与二尖瓣和房顶之间的关系;心底短轴切面显示前后方向的房间隔,判断房间隔缺损边缘与主动脉根部之间的关系;上、下腔静脉长轴切面显示上、下腔静脉之间的房间隔,判断房间隔缺损边缘与上、下腔静脉之间的关系。

由于经食管超声心动图具有较高的空间分辨力,可清晰显示卵圆孔未闭时原发隔与继发隔之间的缝隙(图3-7-10~图3-7-17)。

3. 右心声学造影 右心声学造影是判断心房水平分流比较敏感的方法。右房侧出现负性造影区,是右心声学造影诊断房间隔缺损的直接征象。肺动脉高压或咳嗽时,几乎在右心房显影的同时,可见少量微泡从右房侧进入左房侧(图7-2-5)。右心声学造影对于冠状静脉窦型房间隔缺损,

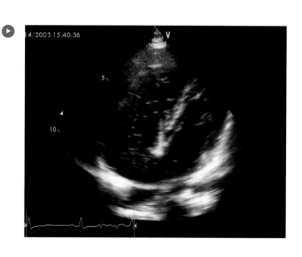

图 7-2-5 右心声学造影

右心房显影同时,左心房可见少量微泡,提示心房水平存在分流

尤其是合并左位上腔静脉时，有特殊价值。

房间隔缺损可单独发生，也可与其他心血管畸形同时存在，也可以是复杂心脏畸形的一个组成部分或必需条件（图 3-4-1、图 3-4-2、图 3-4-14 ~ 图 3-4-18）。

小结

房间隔缺损分为原发孔型、继发孔型、静脉窦型及冠状静脉窦型。主要诊断方法有经胸超声心动图、经食管超声心动图和右心声学造影。合理使用诊断方法，可有效避免误诊和漏诊。

第三节　室间隔缺损分型的定位诊断

▶ 视频目录

视频 7-3-1：与图 6-5-3 为同一患者，胸骨旁左心长轴切面可见左向右分流
视频 7-3-2：与图 6-5-3 为同一患者，心尖五腔心切面可见左向右分流
视频 7-3-3：嵴下型室间隔缺损，心底短轴切面 11 ~ 12 点钟可见左向右分流
视频 7-3-4：同一患者，胸骨旁左心长轴切面室间隔基底部可见连续性中断
视频 7-3-5：同一患者，胸骨旁左心长轴切面室间隔基底部可见左向右分流
视频 7-3-6：嵴上型室间隔缺损，心底短轴切面 2 点钟左右可见连续性中断
视频 7-3-7：同一患者，心底短轴切面 2 点钟左右可见左向右分流

导读

室间隔缺损是最常见的先天性心脏病之一，做出正确诊断并不困难，应注意的是室间隔缺损的分型及其定位诊断。分型的目的直接关系到治疗方案的选择，也是为心脏外科医师选择合理的手术入路，便于术中快速找到缺损部位。本文将介绍如何运用心超切面对室间隔缺损的分型进行准确定位诊断。

室间隔缺损作为最常见的先天性心脏病之一被大家所熟知，它既可以单独存在，也可以作为复杂心脏畸形的一部分。室间隔多出的缺口，让左右心室间存在了异常的交通，也让左右心腔之间的动静脉血有了不该有的会晤。

左、右心室血液的非正常会晤关系，受心室间的压力阶差影响，一般是左心室血液收缩期向右心室分流，右心室几乎同时收缩将分流进入右心室的血液迅速泵入肺动脉，从而导致左心室容量负荷增加，造成左心扩大。随病情发展，出现严重的肺动脉高压时，会造成心室间的双向分流或右向左分流，导致右心扩大。

诊断室间隔缺损对心超医师来说并不困难，心超医师应重视的是如何将二维超声心动图切面与室间隔的解剖位置对应起来，以对室间隔缺损分型进行准确的定位诊断，为临床治疗决策提供

丰富的诊断信息，并指导心脏外科医师选择合理的手术入路，便于术中快速找到缺损部位。

室间隔缺损的分型存在多种版本，目前，Feigenbaum 的教科书 *Echocardiography* 对室间隔缺损的分型广为国内外所认同。

一、室间隔缺损的分型

Feigenbaum 的教科书 *Echocardiography* 对室间隔缺损的分型广为国内外所认同，它将室间隔缺损分为膜周部型、流出道型（包括嵴下型、嵴上型）、肌部型、流入道型。

切开右室游离壁，从右室面看室间隔，可见一明显的解剖标志——室上嵴，室上嵴位于右房室口与肺动脉之间，是右室流出道的表面突起，右室腔以室上嵴为界分为流入道和流出道两部分。

如图 3-3-1 所示，根据室间隔缺损所在的位置分别用序号①、②、③、④、⑤表示，其中，①为膜周部型（图 6-5-3、图 6-5-4、图 7-3-1、图 7-3-2），②为嵴下型（图 7-3-3 ~ 图 7-3-5），③为肌部型（图 4-3-4、图 4-3-5），④为流入道型（图 3-4-4），⑤为嵴上型（图 7-3-6、图 7-3-7），因其位于肺动脉干的下方，又称干下型。

室间隔缺损分型中，膜周部型最为常见，约占 80%，肌部型的范围最大，但也最为少见。

二、室间隔缺损的定位诊断

如图 7-3-8 所示，可用五个切面对室间隔缺损进行定位诊断，即胸骨旁左心长轴切面、心底短轴切面、二尖瓣水平左室短轴切面、心尖四腔心切面、心尖五腔心切面。

1. 胸骨旁左心长轴切面　此切面可以显示的室间隔缺损为①膜周部型、②嵴下

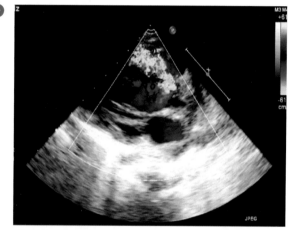

图 7-3-1　与图 6-5-3 为同一患者，胸骨旁左心长轴切面可见左向右分流

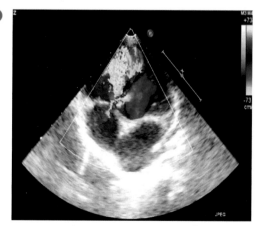

图 7-3-2　与图 6-5-3 为同一患者，心尖五腔心切面可见左向右分流

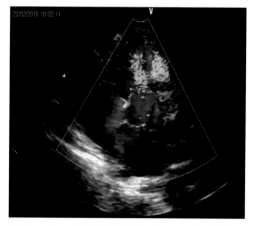

图 7-3-3　嵴下型室间隔缺损，心底短轴切面 11 ~ 12 点钟可见左向右分流

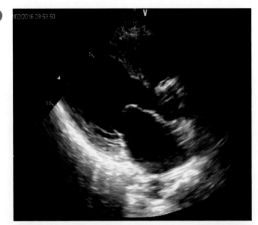

图 7-3-4 同一患者，胸骨旁左心长轴切面室间隔基底部可见连续性中断

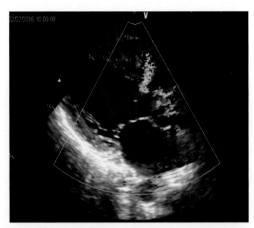

图 7-3-5 同一患者，胸骨旁左心长轴切面室间隔基底部可见左向右分流

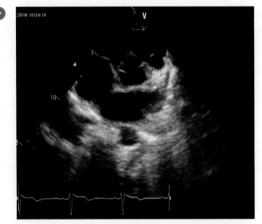

图 7-3-6 嵴上型室间隔缺损，心底短轴切面2点钟左右可见连续性中断

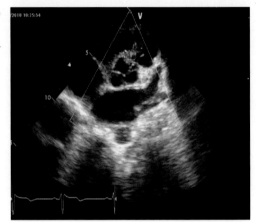

图 7-3-7 同一患者，心底短轴切面2点钟左右可见左向右分流

型、③肌部型、⑤嵴上型（图 7-3-9）。

2. 心底短轴切面 如图 3-3-2，12 点钟所示即为室上嵴的位置。此切面可以显示的室间隔缺损为①膜周部型，9~11 点钟；②嵴下型，11~12 点钟；⑤嵴上型，12 点钟至肺动脉瓣水平，位于肺动脉干和主动脉干的下方，又称干下型。

如图 3-3-1 所示，沿红线做切面即可得到心底短轴切面，此切面上，①膜周部型位置最低，②嵴下型位于中间，⑤嵴上型位置最高。

3. 二尖瓣水平左室短轴切面 此切面可以显示的室间隔缺损为③肌部型、④流入道型（图 7-3-10）。

4. 心尖四腔心切面 如二尖瓣水平左室短轴切面相同，此切面可以显示的室间隔缺损为③肌部型、④流入道型（图 7-3-11）。

5. 心尖五腔心切面 此切面可以显示的室间隔缺损为①膜周部型、③肌部型。心尖五腔心切面是在心尖四腔心切面的基础上探头前倾得到的，膜周部型的解剖位置在流入道型的前方，因此，心尖四腔心切面显示流入道室间隔之后，探头前倾显示心尖五腔心切面即可显示膜周部室间隔（图 7-3-12）。

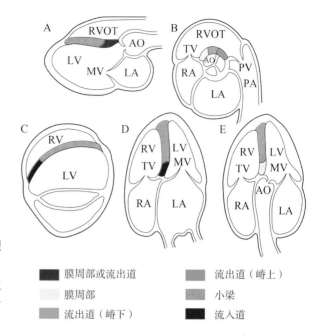

图 7-3-8 超声心动图切面与室间隔缺损分型
RVOT：右室流出道；AO：主动脉；LV：左心室；MV：二尖瓣；LA：左心房；TV：三尖瓣；PV：肺动脉瓣；PA：肺动脉；RA：右心房；RV：右心室

■ 膜周部或流出道　　■ 流出道（嵴上）
□ 膜周部　　　　　　■ 小梁
■ 流出道（嵴下）　　■ 流入道

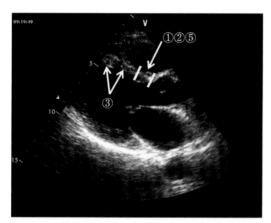

图 7-3-9 胸骨旁左心长轴切面与室间隔缺损分型

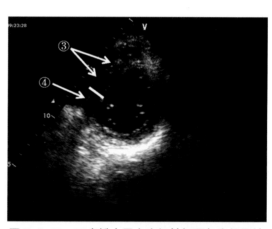

图 7-3-10 二尖瓣水平左室短轴切面与室间隔缺损分型

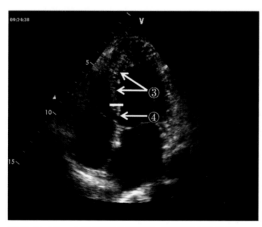

图 7-3-11 心尖四腔心切面与室间隔缺损分型

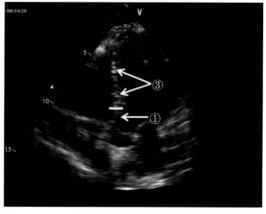

图 7-3-12 心尖五腔心切面与室间隔缺损分型

其中，膜周部型可以在胸骨旁左心长轴切面、心底短轴切面和心尖五腔心切面三个切面上显示；流出道型可以在胸骨旁左心长轴切面和心底短轴切面上显示；肌部型可以在胸骨旁左心长轴切面、二尖瓣水平左室短轴切面、心尖四腔心切面和心尖五腔心切面四个切面上显示；流入道型可以在二尖瓣水平左室短轴切面和心尖四腔心切面上显示。

对于复杂先天性心脏病伴发的室间隔缺损，如右心室双出口，应指明室间隔缺损所在位置及其与半月瓣之间的关系。

小结

超声心动图常用五个切面，即胸骨旁左心长轴切面、心底短轴切面、二尖瓣水平左室短轴切面、心尖四腔心切面、心尖五腔心切面，对室间隔缺损四种分型，即膜周部型、流出道型（包括嵴下型、嵴上型）、肌部型、流入道型进行定位诊断。

第四节 大动脉骑跨的先天性心脏病

▶ 视频目录

视频 7-4-18：剑突下四腔心切面，心房正位，心室左袢，房室连接不一致（左心房－三尖瓣－右心室，右心房－二尖瓣－左心室），箭头所指为右心室内的调节束

视频 7-4-19：同一患者，主动脉（AO）和肺动脉（PA）均起源于心脏左侧的右心室（RV），主动脉位于左侧，肺动脉位于右侧，骑跨于室间隔缺损之上

视频 7-4-20：同一患者，心尖四腔心切面显示位于肺动脉瓣下的室间隔缺损

视频 7-4-21：同一患者，胸骨旁大动脉短轴切面显示主动脉（AO）位于左前，肺动脉（PA）位于右后。LAA 为左心耳

导读

> 主动脉骑跨是一种先天性心脏病。但先天性心脏病中，并非只有主动脉骑跨，还有肺动脉骑跨和永存动脉干。因此，本文统称为大动脉骑跨。大动脉骑跨是先天性心脏病的一种并不鲜见的征象，当超声发现此种征象时，应寻找"骑跨"的原因，注意鉴别诊断，为外科手术治疗提供正确的指导。

骑跨，中文释义为"乘骑，跨坐"。当"骑跨"这个动作发生在心脏里时，必定是改变了心脏固有的正常结构，大动脉与心室的连接关系发生了不同程度的错位。

正常情况下，主动脉连接左心室，肺动脉连接右心室。大动脉骑跨时，骑跨的大动脉位于两个心室之上，此时，室间隔缺损成为绝大多数情况下必需的心室之间的异常通道。

主动脉骑跨是先天性心脏病的一种常见征象，但先天性心脏病中，并非只有主动脉骑跨，还有肺动脉骑跨和永存动脉干。因此，本文统称为大动脉骑跨。大动脉骑跨的先天性心脏病主要包括：法洛四联症、大室间隔缺损、永存动脉干、右心室双出口。

一、法洛四联症

法洛四联症（tetralogy of Fallot）是最经典的主动脉骑跨的先天性心脏病，其主要病理特征有：主动脉骑跨、室间隔缺损、肺动脉狭窄和右室壁肥厚。前三种畸形为原发性病变，右室壁肥厚为继发性改变。其中肺动脉狭窄是其主要的病理特征，狭窄的部位可以发生在右心室体部、漏斗部、肺动脉瓣或瓣环、肺动脉主干或其分支（图 7-4-1 ~图 7-4-7）。法洛四联症合并房间隔缺损或卵圆孔未闭时称为法洛五联症。

法洛四联症是发绀型先天性心脏病中最为常见的一种，约占发绀型先天性心脏病的50%。典型的法洛四联症伴有较重的漏斗部狭窄，心室水平的分流以右向左分流为主的双向分流。轻型法洛四联症肺动脉狭窄程度较轻，心室水平以左向右分流为主，需与伴有主动脉骑跨的大室间隔缺损鉴别。而重型法洛四联症，伴有肺动脉闭锁或重度发育不良，心室水平分流主要是右向左分流，此时的血流动力学特点与永存动脉干相似，又称"假性永存动脉干"。对于伴肺动脉闭锁的法洛四联症，有些学者认为应诊断为伴室间隔缺损的肺动脉闭锁，因为两者的胚胎发育机制并不相同，虽然两者具有相似的病理特征和血流动力学表现。

当主动脉骑跨程度超过50%，亦有认为超过75%或90%，可以归为右心室双出口。笔者认为，此时诊断为法洛四联症更为准确，因为法洛四联症的二尖瓣与主动脉瓣通过纤维连接，为肺动脉瓣下圆锥，主动脉瓣下无圆锥，而右心室双出口的二尖瓣与主动脉瓣之间无纤维连接，且多为双侧圆锥；

法洛四联症的大动脉的空间位置关系正常，而多数右心室双出口的两条大动脉起始段平行走行。

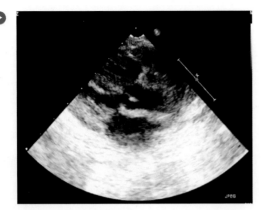

图 7-4-1　法洛四联症

　　主动脉骑跨，骑跨率 50%；室间隔缺损；右室壁肥厚

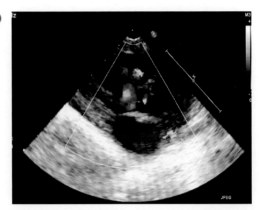

图 7-4-2　同一患者，心室水平双向分流

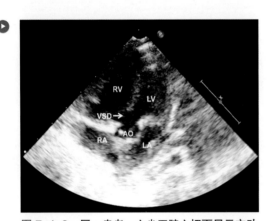

图 7-4-3　同一患者，心尖五腔心切面显示主动脉骑跨，骑跨率 50%；室间隔缺损；右室壁肥厚

　　RV：右心室；LV：左心室；VSD：室间隔缺损；RA：右心房；LA：左心房；AO：主动脉

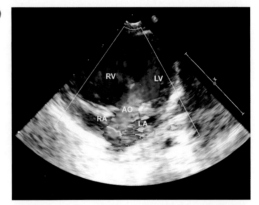

图 7-4-4　同一患者，心尖五腔心切面显示收缩期左右心室血流同时进入主动脉

　　RV：右心室；LV：左心室；AO：主动脉；RA：右心房；LA：左心房

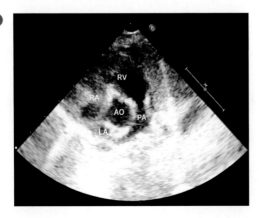

图 7-4-5　同一患者，心底短轴切面，肺动脉主干及左右肺动脉均狭窄

　　RV：右心室；RA：右心房；LA：左心房；AO：主动脉；PA：肺动脉

二、大室间隔缺损

大室间隔缺损（ventricular septal defect）由于缺损大，肺动脉高压，室间隔后移，主动脉前移，主动脉有骑跨征象。并且由于分流量较大，肺动脉高压产生较早，随着病情的发展，最终导致右心扩大，右室壁肥厚。当出现心室水平右向左分流时，临床上出现发绀。此时主动脉骑跨、室间隔缺损及右室壁肥厚与法洛四联症表现相同，需要鉴别。最重要的鉴别点是法洛四联症的肺动脉伴有不同程度的狭窄，而室间隔缺损的肺动脉表现为增宽；法洛四联症的右心扩大，而室间隔缺损的左心扩大（图 7-4-8 ～图 7-4-12）。

三、永存动脉干

永存动脉干（persistent truncus arteriosus）的基本病变是一个高位室间隔缺损和一个起源于两个心室底部的共同动脉干。患者只有一组半月瓣，主动脉、肺动脉、冠状动脉均起源于共同动脉干（图 7-4-13）。

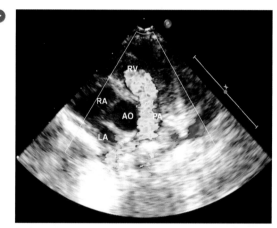

图 7-4-6　同一患者，收缩期肺动脉主干及左右肺动脉内五彩镶嵌的血流信号

RV：右心室；RA：右心房；AO：主动脉；
LA：左心房；PA：肺动脉

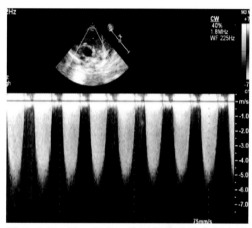

图 7-4-7　同一患者，收缩期肺动脉主干内峰值血流速度大于 5m/s

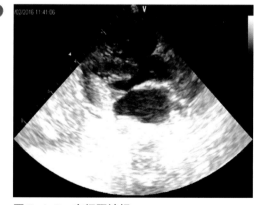

图 7-4-8　室间隔缺损

胸骨旁左心长轴切面可观察到主动脉骑跨、室间隔缺损、右室壁肥厚三种征象

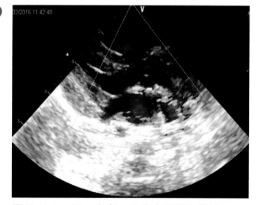

图 7-4-9　同一患者，心室水平双向分流

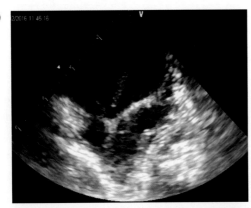

图 7-4-10　同一患者，心尖五腔心切面显示主动脉骑跨

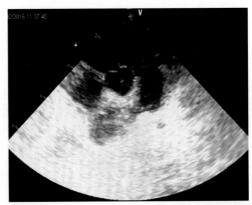

图 7-4-11　同一患者，心底短轴切面显示肺动脉增宽

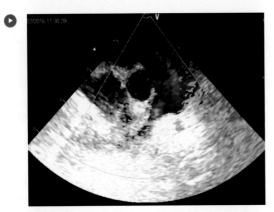

图 7-4-12　同一患者，肺动脉主干内未见加速血流信号

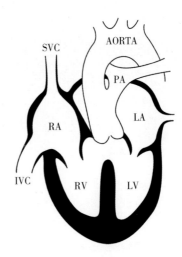

图 7-4-13　Ⅰ型永存动脉干

　　SVC：上腔静脉；AORTA：主动脉弓；IVC：下腔静脉；RA：右心房；PA：肺动脉；LA：左心房；RV：右心室；LV：左心室

　　根据肺动脉起始的部位不同，1949 年 Collett 和 Edwards 将其分为四型：Ⅰ型，肺动脉起自动脉干的左后侧壁，再分为左右肺动脉；Ⅱ型，左右肺动脉分别起自动脉干的后壁；Ⅲ型，左右肺动脉分别起自动脉干的两侧壁；Ⅳ型，肺动脉及动脉导管缺如，肺由侧支循环供血。其中Ⅰ型最常见（图 7-4-14 ~ 图 7-4-16）。

　　永存动脉干的共同动脉干骑跨在室间隔缺损之上，应与伴肺动脉闭锁的重型法洛四联症鉴别。主要鉴别点是前者无右室流出道，不能显示肺动脉瓣；后者存在右室流出道，可以显示闭锁的肺动脉瓣或肺动脉。

四、右心室双出口

　　右心室双出口（double outlet right ventricle）属于不完全型大动脉转位。其主要病理解剖特征包括：①一支大动脉完全起源于右心室，另一支大动脉大部分起源于右心室（＞50%）；②室间隔缺损为左心室的唯一出口；③主动脉瓣和二尖瓣之间的圆锥组织可有可无。

右心室双出口的大动脉位置有三种情况：主动脉位于肺动脉的右后方，两者接近平行排列；主动脉位于肺动脉的右侧并平行排列；主动脉位于肺动脉的左侧并平行排列。

根据室间隔缺损的位置，右心室双出口可分为四型：主动脉瓣下型；肺动脉瓣下型（Taussig-Bing畸形）；与两支大动脉相关的双关型室间隔缺损；远离两个半月瓣的无关型室间隔缺损。多数右心室双出口为前面两种情况，均可伴有大动脉骑跨（图7-1-10、图7-4-17）。

多数右心室双出口的内脏心房位置正常，心室右袢，房室连接一致，极少数心室左袢，房室连接不一致（图7-4-18～图7-4-21）。

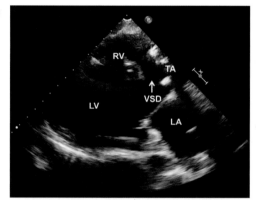

图7-4-14　永存动脉干，共同动脉干（TA）骑跨于室间隔缺损（VSD）之上，半月瓣增厚变形
RV：右心室；LV：左心室；LA：左心房

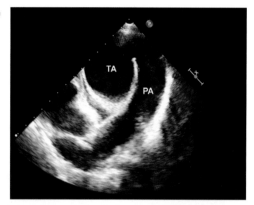

图7-4-15　同一患者，心底短轴切面显示肺动脉主干（PA）起源于共同干（TA）的左侧壁（Ⅰ型）

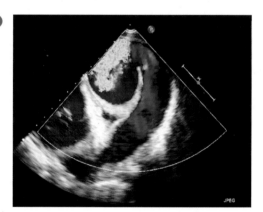

图7-4-16　同一患者，心底短轴切面显示肺动脉主干起源于共同干的血流

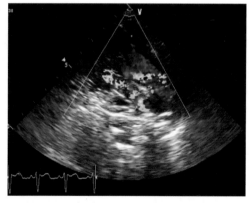

图7-4-17　与图7-1-10为同一患者，CDFI显示肺动脉主干及其分支内五彩镶嵌的血流信号（肺动脉狭窄）

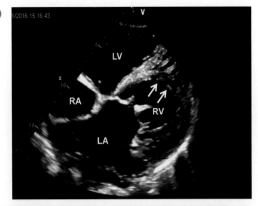

图 7-4-18　剑突下四腔心切面，心房正位，心室左袢，房室连接不一致（左心房 – 三尖瓣 – 右心室，右心房 – 二尖瓣 – 左心室），箭头所指为右心室内的调节束

　　LV：左心室；RV：右心室；RA：右心房；LA：左心房

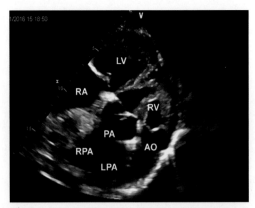

图 7-4-19　同一患者，主动脉（AO）和肺动脉（PA）均起源于心脏左侧的右心室（RV），主动脉位于左侧，肺动脉位于右侧，骑跨于室间隔缺损之上

　　LV：左心室；RA：右心房；RPA：右肺动脉；LPA：左肺动脉

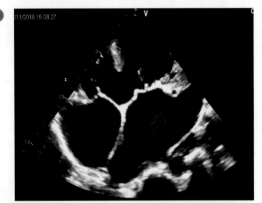

图 7-4-20　同一患者，心尖四腔心切面显示位于肺动脉瓣下的室间隔缺损

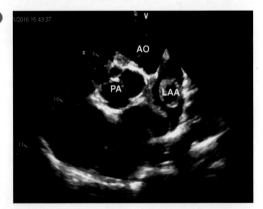

图 7-4-21　同一患者，胸骨旁大动脉短轴切面显示主动脉（AO）位于左前，肺动脉（PA）位于右后。LAA 为左心耳

小结

　　本文介绍了四种大动脉骑跨的先天性心脏病：法洛四联症、大室间隔缺损、永存动脉干、右心室双出口。对于伴有大动脉骑跨征象的先天性心脏病，应该分清主动脉与肺动脉之间的位置关系，找出室间隔缺损所在的部位。

第五节　关上一扇门，打开一扇窗
——瓣膜闭锁的先天性心脏病

▶ 视频目录

视频 7-5-22：伴有室间隔缺损的肺动脉瓣闭锁，心底短轴切面显示肺动脉瓣呈一条光带，为肺动脉瓣闭锁

视频 7-5-23：心底短轴切面 CDFI 显示肺动脉瓣口未见血流信号，而整个心动周期可见主动脉向肺动脉分流血流信号，为动脉导管未闭

视频 7-5-25：同一患者，室间隔缺损、主动脉骑跨、右心室肥厚

视频 7-5-26：CDFI 显示心室水平双向分流、收缩期左右心室血流同时进入主动脉

视频 7-5-27：三尖瓣闭锁患者，三尖瓣呈一纤维组织（箭头所指处），右心室发育不良

视频 7-5-28：同一患者，三尖瓣口未见血流信号

视频 7-5-29：同一患者，剑突下四腔心切面显示中央型房间隔缺损（箭头所指处）

视频 7-5-30：CDFI 显示心房水平右向左分流的蓝色血流信号（箭头所指处）

视频 7-5-31：同一患者，室间隔缺损（箭头所指处）；两根大动脉平行走行，分别起源于两侧心室

视频 7-5-32：在图 7-5-31 切面的基础上，探头继续向前倾斜，可见肺动脉（PA）分叉，位于左侧，起源于左心室（LV）；主动脉（AO）位于右侧，起源于右心室（RV），为 D- 大动脉转位

视频 7-5-33：与图 7-5-32 为同一切面，CDFI 显示心室水平左向右的蓝色分流血流信号（箭头所指处）以及左心室（LV）进入肺动脉（PA）的五彩镶嵌的血流信号（肺动脉狭窄）

导读

　　"God closed a door, and will open another window for you."（上帝关上了一扇门，必然会为你打开另一扇窗。）瓣膜闭锁的先天性心脏病，就是被上帝关错了门，又打开了一个个的窗，在关与开之间，心脏顽强地保证着血液循环的存在，但失去平衡的体循环与肺循环的较量，终究让患者缺氧发绀，甚至失去生命。本文对瓣膜闭锁的先天性心脏病进行了梳理和总结。

　　圣经言：上帝为你关闭了一扇门，就一定会为你打开一扇窗。这本是在告诉我们一种积极的人生态度：与其在关着的门前流连忘返，不如去开着的窗外寻找自己的道路！换言之，无论多么糟糕的事情，世界都为其预留了位置。对于某些先天性发育缺陷的生命来说，这句话同样也得到了很好的体现。

　　作为生命的象征，心脏的三大循环周而复始，生生不息，维系着我们每一个生命个体的存在。因此，心脏循环中各个关口的通畅，显得至关重要。生存与死亡总是相邻的，当各种原因导致的心脏内各种通道发生了先天性的闭锁，无疑是上帝的纰漏关错了一扇扇的门，让井然有序的顺畅交通突然变得"山重水复疑无路"。所幸，上帝的悲悯又打开了一扇扇的窗，让走投无路的血液在经过一番曲折后又变得"柳暗花明又一村"，重获生机。

　　心腔内的瓣膜身居要道，规律的启闭实现了血液的定向流动，主动脉瓣、肺动脉瓣实现了心室与大动脉之间，二尖瓣、三尖瓣实现了心房与心室之间的血流交通，从而保证心脏的律动。一旦这些不同位置的瓣膜发生了闭锁，将导致一系列的连锁反应，带来一系列的伴发畸形以维持生命的循环。

一、主动脉瓣闭锁

主动脉瓣闭锁（aortic atresia）是罕见的复杂性先天性心血管畸形。根据其左心室和室间隔发育情况，可分为两类：绝大多数病例左心室甚小呈发育不良状态，室间隔完整，二尖瓣闭锁或发育不良；极少数病例左心室发育正常，伴室间隔缺损，二尖瓣闭锁或发育良好。

主动脉瓣闭锁患者出生后的血流动力学状态为：当二尖瓣发育良好时，左心室接受左心房的血液，通过室间隔缺损泵入右心室；右心房接受上下腔静脉和冠状静脉窦的回流血液，顺行进入右心室；因此右心室同时接受右心房和左心室的血液，混合后泵入肺动脉主干和左右肺动脉，并经粗大的动脉导管顺行进入降主动脉，逆行灌注升主动脉和冠状动脉。室间隔缺损和动脉导管未闭的分流是完成体循环的先决条件。当二尖瓣闭锁或发育不良时，无论是否伴有室间隔缺损，此时房间隔缺损和动脉导管未闭是完成体循环的先决条件。主动脉瓣闭锁伴有不同程度的升主动脉发育不良（图 7-5-1 ～ 图 7-5-13）。

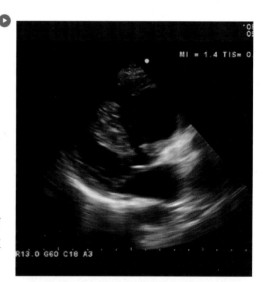

图 7-5-1　主动脉瓣闭锁

女，27 岁，超声心动图为首诊。胸骨旁左心长轴切面显示主动脉瓣闭锁、室间隔缺损和升主动脉发育不良；左心室大小基本正常，二尖瓣发育正常

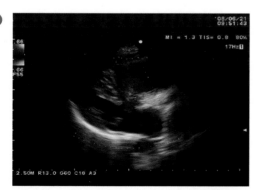

图 7-5-2　同一患者，CDFI 显示主动脉瓣口未见血流信号，心室水平左向右分流血流信号

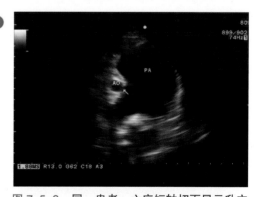

图 7-5-3　同一患者，心底短轴切面显示升主动脉发育不良；左冠状动脉发育正常，起源于升主动脉（箭头所示）；肺动脉（PA）明显增宽，注意图中显示的是右肺动脉、左肺动脉和降主动脉

AO：主动脉

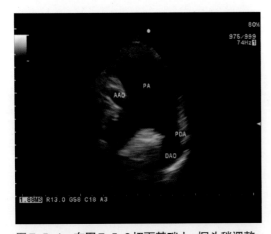

图7-5-4　在图7-5-3切面基础上，探头稍调整，显示动脉导管连接肺动脉分叉和降主动脉（DAO）

AAO：升主动脉；PA：肺动脉；PDA：动脉导管未闭

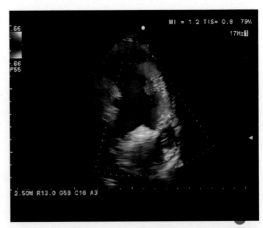

图7-5-5　与图7-5-4同一切面，CDFI显示肺动脉血流通过动脉导管进入降主动脉

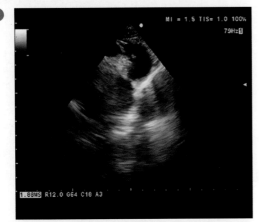

图7-5-6　主动脉弓切面显示粗大的动脉导管连接肺动脉分叉和降主动脉

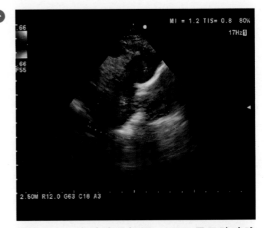

图7-5-7　主动脉弓切面，CDFI显示肺动脉通过动脉导管进入降主动脉的红色血流信号

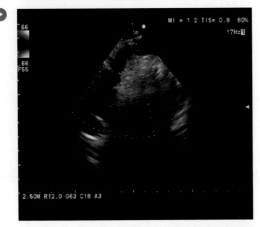

图7-5-8　主动脉弓切面，CDFI显示逆行灌注进入发育不良的升主动脉的蓝色血流信号

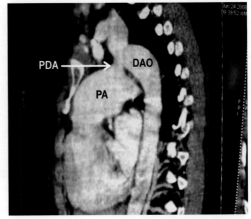

图7-5-9　CTA三维血管成像显示粗大的动脉导管和发育不良的升主动脉

DAO：降主动脉；PA：肺动脉；PDA：动脉导管未闭

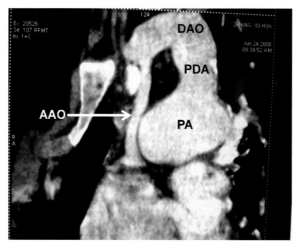

图 7-5-10　CTA 三维血管成像显示粗大的动脉导管和发育不良的升主动脉

AAO：升主动脉；DAO：降主动脉；PA：肺动脉；PDA：动脉导管未闭

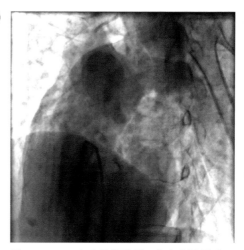

图 7-5-11　右心导管造影，右心室显影后，造影剂通过室间隔缺损进入左心室；主肺动脉明显扩张，通过粗大的动脉导管与降主动脉相连

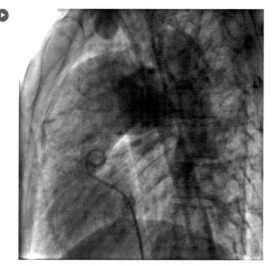

图 7-5-12　右心导管造影，明显扩张的主肺动脉显影后，造影剂通过粗大的动脉导管进入降主动脉；升主动脉根部未见主动脉瓣，呈一盲端

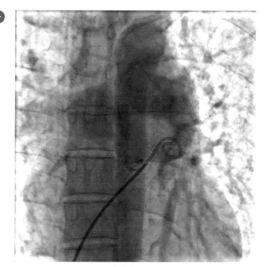

图 7-5-13　右心导管造影，主肺动脉显影后，造影剂通过粗大的动脉导管进入降主动脉；升主动脉逆行充盈，其根部未见主动脉瓣，并可见冠状动脉从主动脉根部发出

　　主动脉瓣闭锁的血流动力学特点相当于永存动脉干，与伴有肺动脉闭锁或重度发育不良的重型法洛四联症一样，笔者认为亦可称为"假性永存动脉干"。

　　综上所述，主动脉瓣是左心室与主动脉之间的阀门，一旦发生闭锁，则关闭了左心室射血的正常通道。因此，当二尖瓣发育良好时，室间隔缺损成为左心室的唯一出口，左心室的血液通过室间隔缺损进入右心室，和右心房过来的血液在右心室混合后进入肺动脉，再通过另一个必须存在的通道——动脉导管未闭，进入降主动脉，并逆行灌注升主动脉和冠状动脉，从而建立体循环。当二尖瓣闭锁或发育不良时，房间隔缺损成为左心房的唯一出口，而动脉导管未闭这扇门必须打开，成为完成体循环的必需通道。

主动脉瓣闭锁患者 70% 为男性，预后极差，80% 出生后 1 周即死亡。超声心动图除可正确诊断主动脉瓣闭锁外，其提供的解剖畸形信息，如左心室、左室流入道、升主动脉、心尖的构成及三尖瓣的病变和反流程度等对手术方式的选择十分重要。

二、二尖瓣闭锁

二尖瓣闭锁（mitral atresia）是罕见的先天性心脏畸形，预后极差。患者的二尖瓣组织缺如，而被纤维组织或隔膜取代，不能分辨正常瓣叶组织。一般均伴有左心室发育不良，右心室成为主要心室腔，常明显扩大，室壁肥厚。主动脉瓣闭锁或发育不良，亦可正常。

单纯的二尖瓣闭锁患者出生后的血流动力学状态为：左心房接受肺静脉的血液，通过房间隔缺损进入右心房，与右心房的血液混合后，顺行进入右心室、肺动脉，通过动脉导管进入降主动脉；和（或）右心室的血液通过室间隔缺损进入左心室，再进入主动脉。房间隔缺损是左心房的唯一出口，而室间隔缺损和（或）动脉导管未闭的分流是完成体循环的先决条件（图 7-5-14 ~ 图 7-5-21）。

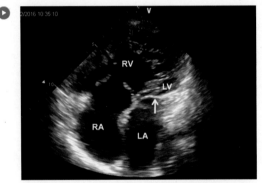

图 7-5-14　闭锁的二尖瓣呈一纤维组织（箭头所示）；左心室甚小；右心明显扩大，右室壁肥厚

RV：右心室；LV：左心室；RA：右心房；LA：左心房

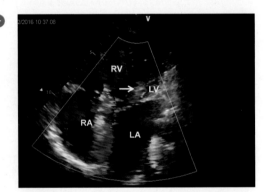

图 7-5-15　二尖瓣口未见血流信号；三尖瓣可见中重度反流血流信号；心室水平少量右向左分流的蓝色血流信号（箭头所示）

RV：右心室；LV：左心室；RA：右心房；LA：左心房

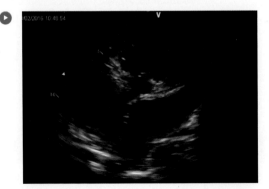

图 7-5-16　非标准四腔心切面显示房间隔中部多处回声中断

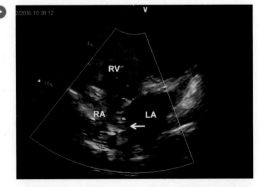

图 7-5-17　与图 7-5-16 为同一切面，CDFI 显示心房水平左向右分流的蓝色血流信号（箭头）

RV：右心室；RA：右心房；LA：左心房

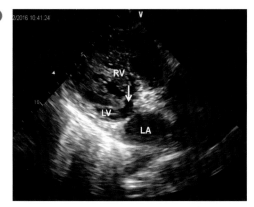

图 7-5-18 非标准胸骨旁左心长轴切面显示
左心室发育不良和室间隔缺损（箭头所示）

RV：右心室；LV：左心室；LA：左心房

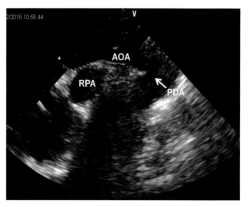

图 7-5-19 主动脉弓长轴切面显示动脉导管
和主动脉弓发育不良

AOA：主动脉弓；RPA：右肺动脉；
PDA：动脉导管未闭

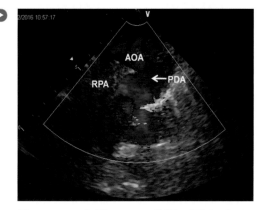

图 7-5-20 与图 7-5-19 为同一切面，CDFI
显示动脉导管未闭的左向右分流为主的双向分
流血流信号，箭头所指处为动脉导管未闭的主
动脉向肺动脉分流的蓝色血流信号

AOA：主动脉弓；RPA：右肺动脉；
PDA：动脉导管未闭

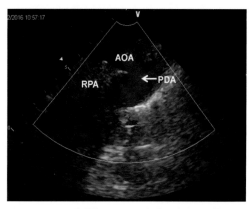

图 7-5-21 与图 7-5-19 为同一切面，箭头所
指处为动脉导管未闭（PDA）的肺动脉向主动
脉分流的红色血流信号

AOA：主动脉弓；RPA：右肺动脉

综上所述，二尖瓣是左心房与左心室之间的阀门，一旦发生闭锁，则关闭了左心房的正常通道。因此，房间隔缺损成为左心房的唯一出口，左心房的血液通过新开的窗——房间隔缺损进入右心房，混合血进入肺动脉，通过另一扇窗——动脉导管未闭，进入降主动脉；和（或）右心室的混合血通过另一扇窗——室间隔缺损从右心室进入左心室，从而建立体循环。

决定二尖瓣闭锁患者预后的主要因素为房间隔缺损的大小和肺血管病变的情况。

三、肺动脉闭锁

肺动脉闭锁（pulmonary atresia）可以发生在右室流出道、肺动脉瓣、主肺动脉、左右肺动脉的任一位置。其中，肺动脉瓣闭锁是肺动脉闭锁中最常见的类型。根据肺动脉闭锁是否合并室间隔缺损分为两类：伴有室间隔缺损的肺动脉闭锁和室间隔完整的肺动脉闭锁。后者的发病率更低。

伴有室间隔缺损的肺动脉闭锁又称为重型法洛四联症或假性永存动脉干。事实上，前者肺血管树的病理解剖复杂，与法洛四联症有较大区别。而Ⅳ型永存动脉干并无肺动脉成分，亦与此症不同。室间隔缺损和动脉导管未闭或侧支循环成为此症完成肺循环的必需条件（图7-5-22 ~ 图7-5-26，图3-5-18，图3-5-19）。

室间隔完整的肺动脉闭锁患者存活的两个必备条件：心房水平的右向左分流，即房间隔缺损或卵圆孔未闭；大动脉水平的左向右分流，即动脉导管未闭或侧支循环。此症多数伴有右心室发育不良。

综上所述，肺动脉瓣是右心室与肺动脉之间的阀门，一旦发生闭锁，则关上了右心室与肺动脉之间的正常通路，右心的血液不能从肺动脉排出，必须通过在室间隔或房间隔上开窗，将体静脉回流的血液引流到左心，然后再通过另一扇窗——动脉导管未闭或侧支循环进入肺动脉，以完成肺循环。

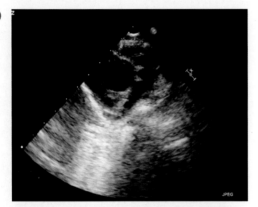

图7-5-22　伴有室间隔缺损的肺动脉瓣闭锁，心底短轴切面显示肺动脉瓣呈一条光带，为肺动脉瓣闭锁

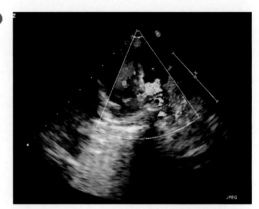

图7-5-23　心底短轴切面CDFI显示肺动脉瓣口未见血流信号，而整个心动周期可见主动脉向肺动脉分流血流信号，为动脉导管未闭

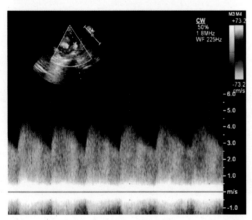

图7-5-24　动脉导管未闭的连续性分流血流频谱

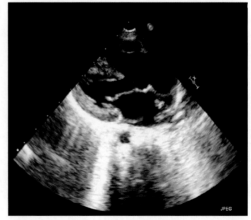

图7-5-25　同一患者，室间隔缺损、主动脉骑跨、右心室肥厚

四、三尖瓣闭锁

三尖瓣闭锁（tricuspid atresia）的病理特征为三尖瓣瓣叶未发育或发育不全而融合成一肌性或纤维性隔膜，由于右心房与右心室之间没有交通，存活者必须伴有心房水平的右向左分流——房间隔缺损或卵圆孔未闭，以及心室水平和（或）大动脉水平的左向右分流——室间隔缺损和（或）动脉导管未闭或侧支循环（图 7-5-27 ~ 图 7-5-34）。

Rao 根据大动脉的位置关系将三尖瓣闭锁分为 I 型（大动脉位置关系正常），II 型（D- 大动脉转位），III 型（分为五个亚型：①L- 大动脉转位；②右心室双出口；③左心室双出口；④D- 大动脉转位不良，属于解剖矫正型大动脉右转位；⑤L- 大动脉转位不良，属于解剖矫正型大动脉左转位），IV 型（永存动脉干）。每个类型又分为三个亚型：a 型，肺动脉闭锁；b 型，肺动脉狭窄；c 型，肺动脉无狭窄。

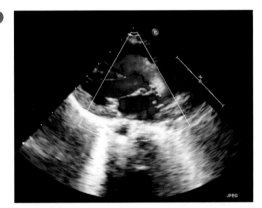

图 7-5-26　CDFI 显示心室水平双向分流、收缩期左右心室血流同时进入主动脉

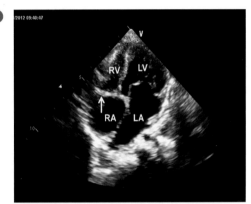

图 7-5-27　三尖瓣闭锁患者，三尖瓣呈一纤维组织（箭头所指处），右心室发育不良

　　RV：右心室；LV：左心室；RA：右心房；LA：左心房

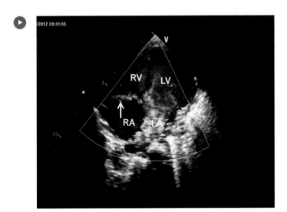

图 7-5-28　同一患者，三尖瓣口未见血流信号（箭头）

　　RV：右心室；LV：左心室；RA：右心房；LA：左心房

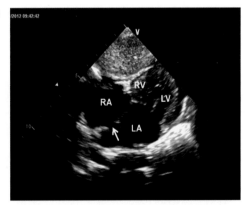

图 7-5-29　同一患者，剑突下四腔心切面显示中央型房间隔缺损（箭头所指处）

　　RA：右心房；RV：右心室；LA：左心房；LV：左心室

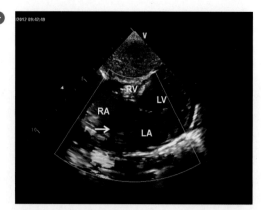

图 7-5-30　CDFI 显示心房水平右向左分流的
蓝色血流信号（箭头所指处）

　　RV：右心室；RA：右心房；LV：左心室；
LA：左心房

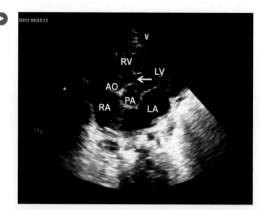

图 7-5-31　同一患者，室间隔缺损（箭头所
指处）；两根大动脉平行走行，分别起源于两
侧心室

　　RV：右心室；LV：左心室；AO：主动脉；
PA：肺动脉；RA：右心房；LA：左心房

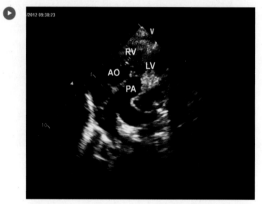

图 7-5-32　在图 7-5-31 切面的基础上，探
头继续向前倾斜，可见肺动脉（PA）分叉，
位于左侧，起源于左心室（LV）；主动脉（AO）
位于右侧，起源于右心室（RV），为 D- 大
动脉转位

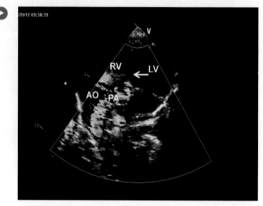

图 7-5-33　与图 7-5-32 为同一切面，CDFI
显示心室水平左向右的蓝色分流血流信号（箭
头所指处）以及左心室（LV）进入肺动脉（PA）
的五彩镶嵌的血流信号（肺动脉狭窄）

　　RV：右心室；AO：主动脉

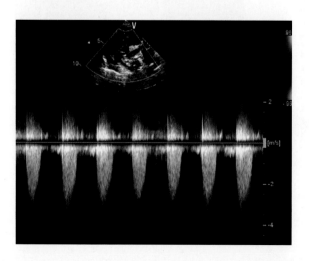

图 7-5-34　肺动脉瓣口流速 3.8m/s，压差
58mmHg

综上所述，三尖瓣作为右心房与右心室之间的阀门，一旦发生闭锁，则关闭了右心腔间正常的通道，右心房的血液只得通过新开的窗——房间隔缺损或卵圆孔未闭进入左心房，与肺静脉血混合后再进入左心室，再通过另一扇窗——室间隔缺损和（或）动脉导管未闭或侧支循环进入肺动脉，从而建立肺循环。

至此可知，上述病例属于三尖瓣闭锁的Ⅱb型。

 小结

本文梳理和总结了主动脉瓣闭锁、二尖瓣闭锁、肺动脉瓣闭锁和三尖瓣闭锁四种先天性心脏病。关上一扇门，打开一扇窗，永远不要失去希望，因为总有一个机会在等你。合理分析瓣膜闭锁后的血流动力学改变，可以准确诊断该类先天性心脏病。

第六节 相同的起点，不同的终点——冠状动脉瘘

▶ **视频目录**

导读

冠状动脉作为冠脉循环的发源地，其意义毋庸多言。冠状动脉瘘是一种少见的先天性冠状动脉畸形，随着影像学诊断技术的提高，该病逐渐被大家所熟知。本文将梳理和总结如何利用超声心动图快速准确地找出该病的起点和终点，让各种冠状动脉瘘露出真容。

在《医学纲目》里，瘘的释义，即漏也。冠状动脉瘘，可以简单地理解成冠状动脉发生了"漏"，本应供应心肌的血液通过瘘管"漏"到了心腔或大血管。具体而言，冠状动脉作为心脏发动机的

"加油管"，其分支行于心脏表面，几乎环绕心脏一周，保证着心脏本身的营养和能源供给。若冠状动脉从表面进入心腔或大血管，则形成了冠状动脉主干或分支与心腔或大血管之间的异常通道，即冠状动脉瘘（coronary artery fistula）。

冠状动脉瘘可发生于右冠状动脉或左冠状动脉，或者双侧冠状动脉，其中起源于右冠状动脉者多达50%~60%，而瘘入右心系统者约占90%。与双侧冠状动脉瘘比较，单侧冠状动脉瘘占了绝对优势，多达90%。瘘口可为单个或多个，引流部位可为单个心腔，亦可为多个心腔。因此，对于绝大多数冠状动脉瘘而言，起点都是一样的，但终点却截然不同。从起点看，右冠状动脉多于左冠状动脉；从引流终点看，按发生率高低排序依次为右心室、右心房、肺动脉、冠状静脉窦、左心房、左心室、下腔静脉等。

冠状动脉瘘对血流动力学的影响取决于分流量的大小、引流的部位及有无合并其他畸形。瘘入右侧心腔可增加右心容量负荷和肺血流量，导致肺动脉高压；瘘入左侧心腔则可增加左心容量负荷，导致左心扩大和左侧心力衰竭。大部分冠状动脉瘘血流经瘘管分流使得心肌血流灌注减少，产生相应区域心肌缺血表现。

由于超声很难显示冠状动脉的全貌，因此，超声判断冠状动脉瘘的病变冠状动脉、瘘入腔室及寻找瘘口的位置，往往要依赖于冠状动脉起源有无扩张、扩大心腔的位置等间接征象。冠状动脉瘘的分流血流由于到达终点的不同，也会出现不同的特点。除冠状动脉瘘入左心室分流发生在舒张期外，瘘入其他心腔或血管收缩期和舒张期均发生分流。

超声心动图可准确诊断绝大部分冠状动脉瘘，但冠状动脉造影依然是金标准。一般先采用二维超声心动图观察冠状动脉瘘的起点、走行和终点，用彩色多普勒追踪瘘管的血流运行和瘘口的血流状况。

冠状动脉瘘的形成，可以为先天性发育异常，也可以是后天心脏手术或心导管检查所致的医源性损伤。本文主要探讨先天性冠状动脉瘘的超声分型及表现。

根据瘘管开口的位置，Sakarupare将冠状动脉瘘分为五型：Ⅰ型，引流入右心房；Ⅱ型，引流入右心室；Ⅲ型，引流入肺动脉；Ⅳ型，引流入左心房；Ⅴ型，引流入左心室。

一、冠状动脉 – 右房瘘

瘘管开口于右心房，包括引流入腔静脉、冠状静脉窦、左位上腔静脉，引流入右心房的部位常为右心房的前壁、房间隔的右房面及上腔静脉汇入处。瘘口处双期左向右分流，可导致右心容量负荷增加，右心扩大（图4-4-4、图4-4-5）。

二、冠状动脉 – 右室瘘

瘘管开口于右心室，此型最为常见，占40%。瘘口常位于右心室瓣环处，三尖瓣前瓣的根部，也可位于右室圆锥部及右室心尖部。瘘口处双期左向右分流，可导致右心容量负荷增加，右心扩大（图3-2-14、图3-2-15、图7-6-1）。

三、冠状动脉 – 肺动脉瘘

多为右冠状动脉的细小分支瘘入主肺动脉，二维超声不易发现，彩色多普勒可以在主肺动脉内探及异常分流血流束，多见于肺动脉近心端的前壁，从而帮助诊断。左冠状动脉 – 肺动脉瘘较为少见（图3-5-25、图3-5-26、图7-6-2）。

四、冠状动脉 – 左房瘘

瘘管开口于左心房，包括引流入肺静脉，瘘口常位于房间隔的左房侧及左房前壁。右冠状动脉 – 左房瘘行程较长，局部易形成冠状动脉瘤，大动脉短轴切面可见瘘管向左走行，沿左侧房室沟进入左心房。左冠状动脉 – 左房瘘较为少见，走行于左侧房室沟，常可在左心房内探及扩张的冠状动脉横断面的圆形回声。

笔者曾经诊断一例左冠状动脉同时瘘入左心房和右心房，表现为左心房、左心室扩大，而右心不扩大。后经冠脉造影和手术证实，术中见房间隔左房侧一个瘘口，房间隔右房侧三个瘘口（图 7-6-3 ~ 图 7-6-7）。

五、冠状动脉 – 左室瘘

瘘管开口于左心室，瘘口常位于二尖瓣后叶根部，即左室基底部。冠状动脉瘘入左心系统比较少见，约占 10%。瘘入左心室者更少，仅占所有冠状动脉瘘的 3%。

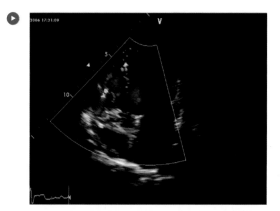

图 7-6-1　与图 3-2-14 为同一患者，心尖五腔心切面 CDFI 显示增宽的左冠状动脉瘘入右心室瓣环处

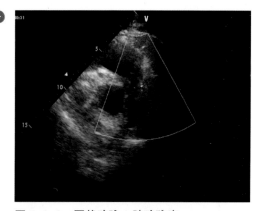

图 7-6-2　冠状动脉 – 肺动脉瘘

CDFI 显示进入肺动脉近心端前壁的连续性分流血流信号

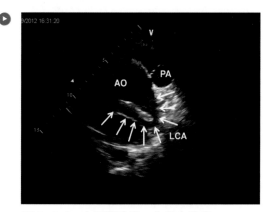

图 7-6-3　左冠状动脉 – 左房右房瘘

心底短轴切面显示左冠状动脉（LCA）明显增宽，沿左侧房室沟走行（箭头所示）。

AO：主动脉；PA：肺动脉

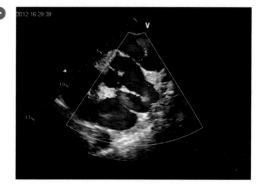

图 7-6-4　与图 7-6-3 为同一切面，CDFI 显示瘘管内血流

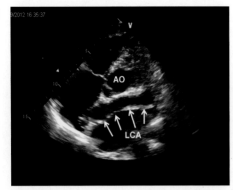

图 7-6-5 同一患者，追踪左冠状动脉（LCA）走行，直至房间隔（箭头所示）

AO：主动脉

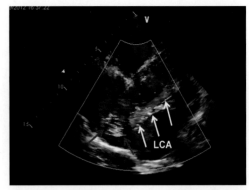

图 7-6-6 与图 7-6-5 为同一切面，彩色多普勒显示瘘管同时开口于左心房和右心房（红色箭头所示）

LCA：左冠状动脉

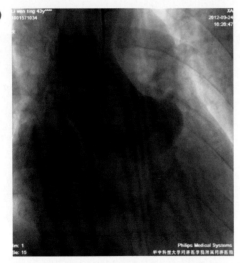

图 7-6-7 同一患者，非选择性冠状动脉造影见异常增粗的左冠状动脉，左前降支冠状动脉开口位置异常，起源于异常增粗的冠脉；左冠状动脉显影后，右心房、右心室相继显影；此幅图上左冠状动脉显影后，未见左心房显影

由于收缩期左心室压略高于主动脉压和冠状动脉压，而舒张期冠状动脉压高于左心室压，因此冠状动脉瘘入左心室者，为舒张期冠状动脉向左心室分流（图 3-2-8 ~ 图 3-2-11，图 4-1-3 ~ 图 4-1-6）。

小结

冠状动脉瘘的起点是右冠状动脉或左冠状动脉，双侧冠状动脉极少见，而其终点不尽相同，按发生率高低排序依次为右心室、右心房、肺动脉、冠状静脉窦、左心房、左心室、下腔静脉等，正所谓相同的起点，不同的终点。超声心动图可以准确地显示冠状动脉瘘的起点和终点，已成为冠状动脉瘘的首选诊断方法。

第七节　房间隔缺损与卵圆孔未闭

▶ 视频目录

视频 7-7-1：卵圆孔未闭，外周静脉注射右心声学造影剂，右心房显影后，嘱患者做 Valsalva 动作，立即于左心房内观察到少量微气泡反射

导读

　　房间隔缺损与卵圆孔未闭都是心房水平左向右分流的先天性心脏病。中央型房间隔缺损占房间隔缺损的大多数，对于中央型较小的房间隔缺损与卵圆孔未闭，由于分流的位置相同，血流动力学改变相同，常常难以辨别。本文就房间隔缺损与卵圆孔未闭的超声诊断及临床相关问题进行解析，部分内容仅代表作者个人观点。

　　《木兰诗》云："雄兔脚扑朔，雌兔眼迷离，双兔傍地走，安能辨我是雄雌？"在这个替父从军的传说里，花木兰雌雄难辨。而在心超的世界里，中央型房间隔小缺损与卵圆孔未闭，因极其相似的声像图表现，同样令人难以甄别。

　　房间隔缺损（atrial septal defect, ASD），是常见的先天性心脏病之一，新生儿发病率约 0.1%，在成年人有重要临床意义的心内分流中占 30%~40%。而卵圆孔未闭（patent foramen ovale, PFO）更为常见，在普通人群中的发病率约 25%。与卵圆孔未闭容易混淆不清的，主要是指文中开篇提到的中央型房间隔小缺损。二者的本质都是房间隔中部，即卵圆窝处的心房水平分流。

　　简单地说，卵圆孔是胚胎时期房间隔的一个生理性通道，允许血液从右心房进入左心房。出生后，肺循环建立，左心房压力增高，房间隔的原发隔和继发隔形成功能性闭合，并在出生后 1 年左右形成永久性解剖闭合。若原发隔和继发隔未形成解剖闭合，则为卵圆孔未闭。此外，当右心压力增加时，可以引起出生后已经闭合的卵圆孔再次开放。

　　因此，卵圆孔未闭并非房间隔组织的真实缺损，而是原发隔和继发隔之间潜在的一个缝隙，是连接位于原发隔上的继发孔和位于继发隔上的卵圆孔之间的一个通道。房间隔缺损，则一定是房间隔组织的真实缺损，有明确的回声中断，而中央型房间隔小缺损，由于位置相同，而缺损范围较小，故难以在经胸二维超声心动图上与卵圆孔未闭相鉴别。

一、房间隔缺损与卵圆孔未闭的鉴别诊断

　　如上所述，房间隔缺损是房间隔组织的真实缺损，对于较大的房间隔缺损，二维超声心动图可显示明确的回声中断；卵圆孔未闭并非房间隔组织的真实缺损，而是原发隔和继发隔之间潜在的一个缝隙，是连接位于原发隔上的继发孔和位于继发隔上的卵圆孔之间的一个通道，二维超声心动图显示房间隔连续性完整。但对于较小的中央型房间隔缺损，经胸二维超声心动图不易显示房间隔组织的连续性中断，因此与卵圆孔未闭不易鉴别。

　　经食管超声心动图可全方位显示房间隔，具有较高的空间分辨力，因此鉴别房间隔缺损与卵

圆孔未闭比经胸超声心动图更具优势。经食管超声心动图可清晰显示卵圆孔未闭的原发隔与继发隔之间的缝隙，房间隔"回声中断处"的断端不在一条直线上，原发隔和继发隔呈错位状或夹层状，通过此征象可与中央型房间隔小缺损进行鉴别。

在彩色多普勒超声心动图上，房间隔缺损与卵圆孔未闭均表现为心房水平的左向右分流，并且较小的中央型房间隔缺损与卵圆孔未闭具有相似的血流动力学表现，右心均不扩大，因此不易鉴别（图3-7-10～图3-7-13）。

右心声学造影是判断心房水平分流比较敏感的方法，但对房间隔缺损与卵圆孔未闭的鉴别并无实际意义。右房侧出现负性造影区，是右心声学造影诊断房间隔缺损的直接征象。肺动脉高压或咳嗽时，几乎在右心房显影的同时，也可见少量微泡从右房侧进入左房侧（图7-2-5）。卵圆孔未闭在Valsalva动作后，左心房微泡显影时间稍晚于右心房显影（图7-7-1）。

常用显示房间隔的切面有心底短轴切面、胸骨旁四腔心切面、心尖四腔心切面、剑突下四腔心切面及剑突下双心房切面。其中，剑突下四腔心切面因为房间隔与声束形成一定角度，不易产生回声失落，是显示房间隔缺损较为理想的切面。笔者认为，如果多切面均未显示房间隔的连续性中断而彩色多普勒超声心动图可见心房水平的左向右分流，建议提示卵圆孔未闭。即使对于较小的中央型房间隔缺损，经胸二维超声心动图未能显示房间隔组织的连续性中断而诊断为卵圆孔未闭者，亦不能算为误诊，因为两者的血流动力学相似，临床处理原则相同。

对于婴幼儿，因为原发隔与继发隔之间的缝隙可能较大，因此诊断房间隔缺损应慎重，部分此类卵圆孔未闭者经过数月跟踪随访可以闭合。

二、卵圆孔未闭的临床相关问题

近年来，临床上热衷于卵圆孔未闭与不明原因脑卒中、偏头痛之间关系的研究，认为右心或静脉系统的血栓、空气栓子、脂肪栓子或者卵圆孔未闭处的原位血栓等可通过未闭的卵圆孔，进入左心到达脑血管而导致脑卒中的发生（即矛盾栓塞）。临床目前多采用封堵卵圆孔未闭的方法来预防并治疗以上事件，虽然部分临床研究表明有一定疗效，但仍缺乏充分证据表明卵圆孔未闭封堵对治疗脑卒中的有效性，因此，卵圆孔未闭作为脑卒中病因的循证研究仍有争议。

几个问题仍值得商榷：①如果右心的各种栓子可通过卵圆孔未闭导致脑梗死，则更易通过房间隔缺损导致脑梗死。事实上，房间隔缺损患者很少合并脑梗死。②如果右心的各种栓子可通过卵圆孔未闭导致脑梗死，则更易直接进入肺循环导致肺栓塞。③左心房压力略高于右心房，左心

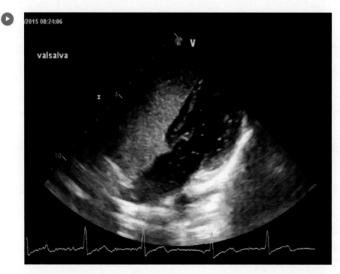

图7-7-1　卵圆孔未闭，外周静脉注射右心声学造影剂，右心房显影后，嘱患者做Valsalva动作，立即于左心房内观察到少量微气泡反射

的栓子更易通过卵圆孔未闭进入右心导致肺栓塞，然而这样的研究鲜有报道。

我们认为，对于卵圆孔未闭相关性脑卒中的诊断，首先应根据病史及影像学资料考虑是否存在心源性脑梗死的依据。对于高度怀疑者进行超声心动图检查，若确认存在卵圆孔未闭，则需要进一步明确是否存在右心或静脉血栓。只有当隐源性脑卒中患者同时存在卵圆孔未闭和栓子来源时，才能考虑脑梗死的病因为卵圆孔未闭。

对于不明原因的脑梗死考虑由卵圆孔未闭引起而需行封堵治疗的患者，需要考虑选择合适大小的封堵器。封堵卵圆孔未闭实际上是封堵原发隔与继发隔之间的缝隙，而不是封堵卵圆窝，而原发隔与继发隔之间的缝隙是立体结构。因此，卵圆窝的直径可作为封堵器大小的参考，并且封堵术中应在至少三个切面上确定心房水平有无分流，即心底短轴切面、心尖四腔心切面和剑突下双心房切面。

小结

房间隔缺损与卵圆孔未闭，前者是房间隔组织真正的缺损，后者是原发隔和继发隔之间潜在的一个缝隙，是连接位于原发隔上的继发孔和位于继发隔上的卵圆孔之间的一个通道。经食管超声心动图是诊断卵圆孔未闭及鉴别房间隔缺损与卵圆孔未闭的"金标准"和首选方法。关于卵圆孔未闭的相关临床问题值得商榷。

第八节　完全型大动脉转位与矫正型大动脉转位

▶ 视频目录

导读

　　大动脉转位，顾名思义即主动脉与肺动脉两支大动脉之间的空间位置关系发生了变化，由正常的交叉关系变成平行关系，以及大动脉与心室的连接关系异常。大动脉转位是新生儿期较为常见的发绀型先天性心脏病，占先天性心脏病总数的 5% ~ 8%，居发绀型先天性心脏病的第二位。本文重点介绍完全型大动脉转位与矫正型大动脉转位的病理解剖、血流动力学改变及超声心动图诊断。

　　正常情况下，主动脉及肺动脉互为交叉关系，肺动脉位于主动脉的左前方，与右心室连接，成为肺循环的出发点；主动脉位于肺动脉的右后方，与左心室连接，成为体循环的出发点（图7-8-1）。当两支大动脉空间位置关系及其与相应心室的连接关系发生异常，即称为大动脉转位。

　　心脏的左心与右心各居其位，与相应的血管连接，完成循环。肺静脉将完成肺循环后的新鲜动脉血输入左心房，腔静脉将完成体循环后的黯淡静脉血注入右心房，由此，左心房住进快乐，右心房住进悲伤。左心房的快乐随之进入左心室，再进入主动脉，快乐抵达全身；而右心房的悲伤也同时进入右心室，再进入肺动脉，在肺循环中转站的氧吧里静心吸氧，换来快乐，再次输送给左心，生命不息，快乐不止。周而复始，心脏在快乐与悲伤的情感交替中，行使着生命之泵的伟大职责。

　　然而，当大动脉发生转位时，左右心的快乐与悲伤的归属和流向也将发生不同的改变，导致不同的结局。

　　根据大动脉转位的解剖特点，大动脉转位分为完全型、矫正型及不完全型，其中不完全型包括右心室双出口及左心室双出口。本文重点介绍完全型大动脉转位与矫正型大动脉转位的病理解剖、血流动力学改变及超声心动图诊断。

一、完全型大动脉转位

　　正常情况下，肺动脉瓣下圆锥组织发育，与右室流出道呈肌性连接；而主动脉瓣下圆锥组织被吸收，与二尖瓣环呈纤维连接。大动脉转位时，主动脉瓣下圆锥发育，与右心室呈肌性连接；

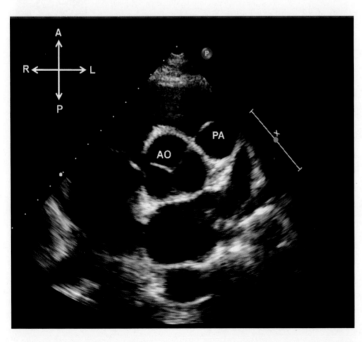

图 7-8-1　主动脉(AO)与肺动脉(PA)之间的正常交叉关系

　　R：右；L：左；A：前；P：后

而肺动脉瓣下圆锥萎缩，与二尖瓣环呈纤维连接。主动脉连接右心室，肺动脉连接左心室（图7-8-2）。常见的合并畸形有：房间隔缺损或卵圆孔未闭、室间隔缺损、动脉导管未闭、肺动脉狭窄等。

完全型大动脉转位（complete transposition of the great arteries）的诊断要点为：房室序列一致；心室和大动脉连接不一致；主动脉瓣下圆锥；肺动脉瓣环–二尖瓣环纤维连接。

常见的完全型大动脉转位类型有两种：SDD和ILL。前者即心房正位、心室右袢、主动脉位于肺动脉右前方；后者即心房反位、心室左袢、主动脉位于肺动脉左前方。

完全型大动脉转位形成两个并行循环，上、下腔静脉回流的静脉血通过右心进入主动脉供应全身，而肺静脉回流的氧合血通过左心进入肺动脉到达肺部，体循环和肺循环分道扬镳，各行其道。患者存活必须依靠心内交通（卵圆孔未闭、房间隔缺损、室间隔缺损）或心外交通（动脉导管未闭、侧支血管）进行血流混合，其血流动力学改变取决于是否合并其他畸形、左右心血液混合程度及肺动脉是否狭窄。

左心房的快乐向左心室充盈，却最终选择进入肺动脉，把快乐留给自己；右心房的悲伤向右心室充盈，而最终选择进入主动脉，把悲伤带到全身。快乐和悲伤分别在自己的世界里循环不止，而通过心内或心外交通进行简单的分享和交流。

下面我们按先天性心脏病的分节段诊断法来诊断完全型大动脉转位（图7-8-3～图7-8-7）：

至此，此例诊断为完全型大动脉转位SDD型，室间隔缺损，动脉导管未闭，肺动脉狭窄。

二、矫正型大动脉转位

矫正型大动脉转位（corrected transposition of the great arteries）的原始心管向左弯曲，解剖学右心室位于左侧，与解剖学左心房相连，起到功能性左心室的作用；而解剖学左心室位于右侧，与解剖学右心房相连，起到功能性右心室的作用。无论心房正位或反位，其连接关系为解剖学左心房–解剖学右心室–主动脉，解剖学右心房–解剖学左心室–肺动脉，从而使血液循环的生理功能得到矫正（图7-8-8）。本病多数合并其他心脏畸形，亦可单独存在。

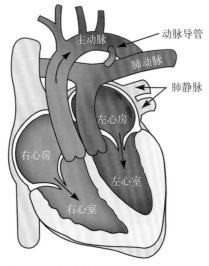

图 7-8-2　完全型大动脉转位

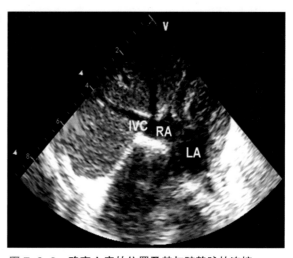

图 7-8-3　确定心房的位置及其与腔静脉的连接

剑突下四腔心切面，下腔静脉（IVC）汇入右侧心房，为解剖学右心房（RA），解剖学左心房（LA）仍在左侧，即心房正位（S）

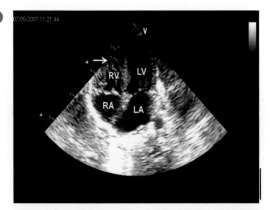

图 7-8-4　确定房室瓣与心室的连接及心室的位置

心尖四腔心切面，三尖瓣位于右侧，二尖瓣位于左侧，三尖瓣的位置略低于二尖瓣。三尖瓣与解剖学右心室相连，二尖瓣与解剖学左心室相连。解剖学右心室内可见调节束，为解剖学右心室的重要标志（箭头所指处）。尚可观察到位于左侧的解剖学左心室心内膜光滑，肌小梁较少，而位于右侧的解剖学右心室内膜不光滑，肌小梁丰富。即心室右袢（D），房室序列一致。RV：右心室；RA：右心房；LV：左心室；LA：左心房

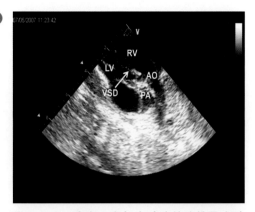

图 7-8-5　确定心室与大动脉的连接及大动脉的空间位置关系

胸骨旁左心长轴切面的基础上，探头向心尖方向滑行，显示肺动脉（PA）与主动脉（AO）平行走行，肺动脉位于左后，主干较短，随即分叉，与解剖学左心室相连；主动脉位于右前（D），主干较长，与解剖学右心室相连。并可见室间隔上部连续性中断。即大动脉与心室连接不一致，主动脉瓣下圆锥。RV：右心室；LV：左心室；VSD：室间隔缺损

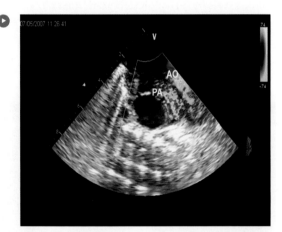

图 7-8-6　与图 7-8-5 为同一切面，彩色多普勒显示心室水平双向分流，并肺动脉内血流加速，即肺动脉狭窄

AO：主动脉；PA：肺动脉

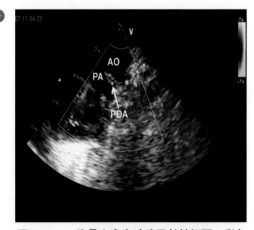

图 7-8-7　胸骨上窝主动脉弓长轴切面，彩色多普勒显示主动脉（AO）与肺动脉（PA）之间双向分流，为动脉导管未闭（PDA，箭头所指处），并肺动脉内血流加速，即肺动脉狭窄

矫正型大动脉转位的诊断要点为：房室序列不一致；心室和大动脉连接不一致；主动脉瓣下圆锥；肺动脉瓣环 – 二尖瓣环纤维连接。

矫正型大动脉转位有四种类型：SLL（心房正位、心室左袢、主动脉位于肺动脉左前）、SLD（心房正位、心室左袢、主动脉位于肺动脉右前）、IDD（心房反位、心室右袢、主动脉位于肺动脉右前）和 IDL（心房反位、心室右袢、主动脉位于肺动脉左前）。前两种为心房正位，多为正常左位心；后两种为心房反位，多为镜像右位心。其中最常见的类型为 SLL 型。

矫正型大动脉转位的房室序列不一致，同时心室和大动脉的连接亦不一致，因此血液循环的生理功能得到矫正。肺静脉回心血依次进入左心房、右心室、主动脉，上、下腔静脉回心血依次进入右心房、左心室、肺动脉，体循环和肺循环呈正常循环。但本病因解剖学右心室承担解剖学左心室的功能，面对的是主动脉的压力负荷，长期可导致解剖学右心室心肌功能的损伤。

左心房的快乐向解剖学右心室充盈，再进入主动脉，把快乐送达全身；右心房的悲伤向解剖学左心室充盈，再进入肺动脉，将悲伤转换成快乐。快乐经过体循环代谢为悲伤，悲伤经过肺循环转换，最终仍然得到快乐。

下面我们按先天性心脏病的分节段诊断法来诊断矫正型大动脉转位（图 7-8-9 ~ 图 7-8-12）。

至此，此例诊断为矫正型大动脉转位 SLL 型，不合并其他畸形。

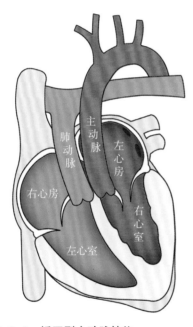

图 7-8-8　矫正型大动脉转位

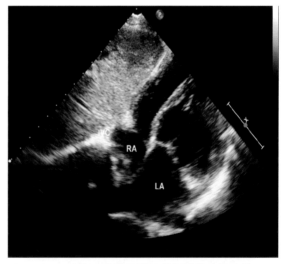

图 7-8-9　确定心房的位置及其与腔静脉的连接

剑突下四腔心切面，下腔静脉（IVC）汇入右侧心房，为解剖学右心房（RA），解剖学左心房（LA）仍在左侧，即心房正位（S）

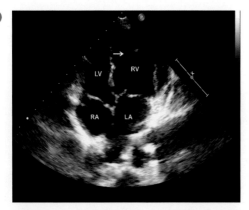

图7-8-10 确定房室瓣与心室的连接及心室的位置

心尖四腔心切面，三尖瓣位于左侧，二尖瓣位于右侧，三尖瓣的位置低于二尖瓣。三尖瓣与解剖学右心室相连，二尖瓣与解剖学左心室相连。并可见解剖学右心室内的调节束，为解剖学右心室的重要标志（箭头所指处）。即心室左袢（L），房室序列不一致（左心房－三尖瓣－右心室，右心房－二尖瓣－左心室）。
LV：左心室；RV：右心室；RA：右心房；LA：左心房

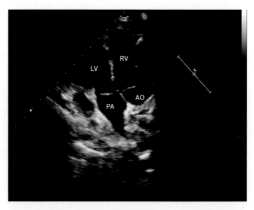

图7-8-11 确定心室与大动脉的连接及大动脉的空间位置关系

心尖四腔心切面的基础上，探头稍向前倾，显示肺动脉（PA）与主动脉（AO）平行走行，肺动脉位于右后，主干较短，随即分叉，与右侧的解剖学左心室（LV）相连；主动脉位于左前（L），与左侧的解剖学右心室（RV）相连。即大动脉与心室连接不一致，主动脉瓣下圆锥

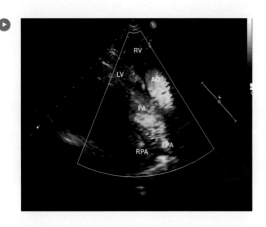

图7-8-12 进一步确定大动脉的空间位置关系

心尖四腔心切面的基础上，探头稍向前倾，彩色多普勒进一步显示肺动脉（PA）位于主动脉（AO）右后方，并分为左肺动脉（LPA）和右肺动脉（RPA）。肺动脉和主动脉均无狭窄。RV：右心室；LV：左心室

小结

本文对比介绍了完全型大动脉转位和矫正型大动脉转位。完全型大动脉转位的诊断要点为：房室序列一致；心室和大动脉连接不一致；主动脉瓣下圆锥；肺动脉瓣环－二尖瓣环纤维连接。矫正型大动脉转位的诊断要点为：房室序列不一致；心室和大动脉连接不一致；主动脉瓣下圆锥；肺动脉瓣环－二尖瓣环纤维连接。完全型大动脉转位形成两个并行循环，体循环和肺循环分道扬镳，各行其道。矫正型大动脉转位血液循环的生理功能得到矫正，体循环和肺循环呈正常循环。

第八章

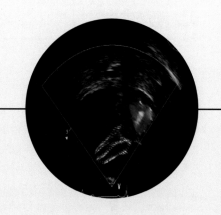

治疗篇

第一节　从诊断到治疗（一）
——超声心动图在房间隔缺损封堵术中的应用

▶ **视频目录**

导读

　　近 20 年来，应用封堵器经导管介入治疗继发孔型房间隔缺损的技术日臻成熟，取得了满意的疗效，已在临床上得到了广泛的应用。本文将介绍超声心动图在房间隔缺损封堵术中的应用。

　　1997 年 Amplatzer K 设计蘑菇状房间隔缺损封堵器并成功应用于临床，揭开了房间隔缺损介入治疗新的篇章（图 8-1-1）。

房间隔缺损介入治疗的实质，就是在避免传统开胸手术的前提下，用最简便微创的方法将心房间的漏洞修补好，以阻断心房间不该有的分流，使得心内血流回归正常的轨道。

对于罹患房间隔缺损的患者而言，除传统的外科手术修复方法之外，无疑又多了一种选择。封堵还是手术？这是一个摆在患者和医生面前的抉择，有时依然显得有些困难。此时，超声心动图对于治疗方式的选择则起着举足轻重，甚至无可替代的作用。

除了术前选择合适病例之外，超声心动图在房间隔缺损封堵术中的作用还包括术中的引导和监测，以及术后的疗效评价、长期随访等。因此，超声心动图就是介入医师的眼睛，从诊断到治疗，从查漏到补缺，让房间隔缺损的微创梦想最终变成现实。

一、适应证与禁忌证

1. 适应证

（1）中央型房间隔缺损。

（2）房间隔缺损小于等于 36mm，儿童房间隔缺损小于等于房间隔全长的 1/2。

（3）缺损边缘距房顶、上下腔静脉入口、肺静脉入口、二尖瓣 4~5mm 或以上，以保证封堵器有足够的附着点，而距主动脉侧残端一般不受影响。

（4）多孔房间隔缺损距离近的可以封堵。

（5）房间隔缺损术后残余分流。

（6）二尖瓣球囊扩张术后明显的心房水平分流。

（7）卵圆孔未闭。

2. 禁忌证

（1）房间隔缺损伴右向左分流的肺动脉高压。

（2）原发孔型房间隔缺损。

（3）静脉窦型房间隔缺损。

（4）合并其他畸形，如肺静脉异位引流、三尖瓣下移畸形、心内膜垫缺损、二尖瓣狭窄、肺动脉瓣狭窄等。

（5）心腔血栓。

（6）心房纤颤。

（7）左房发育不良。

二、常用切面

根据不同的需要，可选择经胸超声心动图或经食管超声心动图引导房间隔缺损封堵术。术中监测与引导时，常用三个切面显示房间隔缺损。

（1）四腔心切面：显示心脏长轴方向的房间隔，判断房间隔缺损边缘与二尖瓣和房顶之间的关系（图 8-1-2）。

（2）心底短轴切面：显示前后方向的房间隔，判断房间隔缺损边缘与主动脉根部之间的关系（图 8-1-3）。

（3）上、下腔静脉长轴切面：显示上、下腔静脉方向的房间隔，判断房间隔缺损边缘与上、下腔静脉之间的关系（图 8-1-4）。

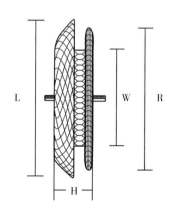

图 8-1-1　房间隔缺损封堵器

L：左；R：右；W：宽；H：高

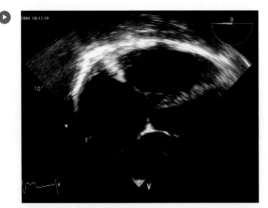

图 8-1-2　四腔心切面

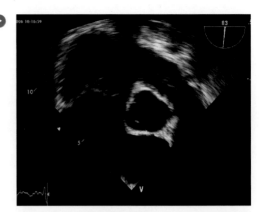

图 8-1-3　心底短轴切面

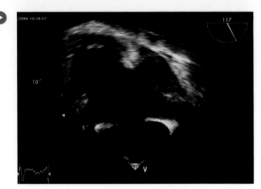

图 8-1-4　上、下腔静脉长轴切面

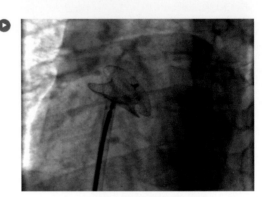

图 8-1-5　封堵器尚未释放时的形态

三、选择封堵器

封堵器由左、右心房两侧的双盘和腰部组成，伞的大小以腰部的直径来计算。

（1）超声心动图测量的房间隔缺损最大直径加 2mm。

（2）距主动脉根部无边者再加 2mm。

（3）软边应包括在房间隔缺损范围内。

（4）不宜选择大封堵器。

特别注意的是，由于房间隔缺损的软边对封堵器的支撑力较弱，甚至会造成封堵器脱落。因此，应多角度、多切面观察房间隔缺损的边缘，软边应包括在房间隔缺损范围内，对于菲薄且范围较大的软边，应放弃封堵治疗。

四、手术方式及超声监测

目前常用两种方式进行房间隔缺损封堵术，即心导管室经皮介入房间隔缺损封堵术和外科右胸小切口房间隔缺损封堵术。此外，单纯超声引导下经皮介入封堵房间隔缺损也获得成功，既避免了放射性损伤，又无须做胸部切口。超声心动图在上述手术方式中都扮演着非常重要的作用。

1.心导管室经皮介入房间隔缺损封堵术

（1）手术过程：股静脉穿刺，将导丝、装有封堵器的鞘管送入右心房，在 X 线透视下将导丝、鞘管通过房间隔缺损处送至左心房，推送打开左房侧伞盘，拉近房间隔缺损处，再依次推送打开封堵器腰部和右房侧伞盘，超声心动图确认封堵器封堵完好，释放封堵器（图8-1-5、图8-1-6）。

（2）超声监测：在整个手术过程中，超声心动图的作用是：①协助将导丝、鞘管通过房间隔缺损送至左心房。②观察双侧伞盘打开后的位置是否正确，多切面、多角度观察左右侧伞盘是否位于房间隔缺损两侧，防止一侧或双侧伞盘部分或全部越过房间隔缺损进入对侧。通过推送杆牵拉或推挤封堵器，确定封堵器是否牢固。③多数继发孔型房间隔缺损的主动脉根部侧无残边，当双侧伞盘打开后，应在心底短轴切面观察封堵器是否呈Y形"抱住"主动脉根部。④封堵器尚未释放时，多切面、多角度观察心房水平有无残余分流。需要注意的是，当推送杆尚未释放时，由于两侧伞盘贴合不紧密，勿将两侧伞盘之间沿右房侧伞盘走行的血流束误认为心房水平的分流。⑤封堵器尚未释放时，注意观察封堵器左房侧伞盘有无挤压二尖瓣前叶而导致二尖瓣反流。Amplatzer房间隔缺损封堵器左房侧伞盘半径比腰部半径大7mm，因此缺损边缘距二尖瓣根部距离最好大于7mm。⑥注意观察伞盘边缘不要过多伸入腔静脉或肺静脉内而造成静脉回流受阻。⑦注意观察有无心包积液。

（3）术后随访：房间隔缺损封堵术后，应继续使用超声心动图随访观察疗效，如封堵器形态、有无残余分流等（图8-1-7～图8-1-11）。

2. 外科右胸小切口房间隔缺损封堵术

（1）手术过程：做右胸小切口，切开心包，在右心房做荷包缝合，将推送导管在荷包缝合中央穿刺进入右心房，在经食管超声心动图（部分儿童经胸超声心动图）引导下将推送导管经房间隔缺损接近垂直角度送至左心房，推送打开左房侧伞盘，拉近房间隔缺损处，再依次推送打开封堵器腰部和右房侧伞盘，超声心动图确认封堵器封堵完好，释放封堵器（图8-1-12～图8-1-15）。

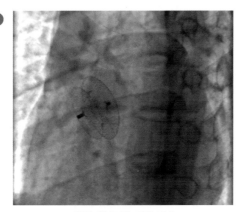

图 8-1-6　封堵器释放后的形态

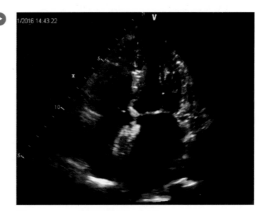

图 8-1-7　封堵器形态完好

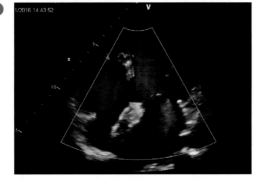

图 8-1-8　CDFI检测心房水平无残余分流

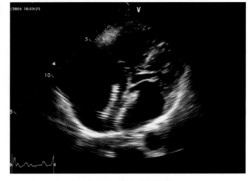

图 8-1-9　两侧伞盘贴合不紧密

（2）超声监测：同心导管室经皮介入房间隔缺损封堵术（图 8-1-16 ~ 图 8-1-19）。

（3）术后随访：房间隔缺损封堵术后，超声心动图随访观察疗效同心导管室经皮介入房间隔缺损封堵术（图 8-1-20 ~ 图 8-1-22）。

两种手术方式各有优势，心导管室经皮介入房间隔缺损封堵术无须做胸部切口，创伤更小，而外科右胸小切口房间隔缺损封堵术使用鞘管较短，更容易调整封堵器的位置，对适应证的选择也更加放宽。

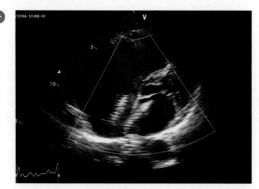

图 8-1-10　CDFI 显示两侧伞盘之间沿右房侧伞盘走行的血流束

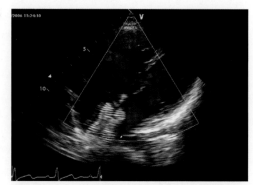

图 8-1-11　CDFI 显示封堵器下缘少量残余分流

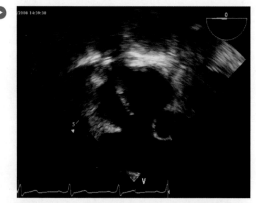

图 8-1-12　推送导管在荷包缝合中央穿刺进入右心房

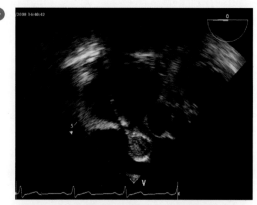

图 8-1-13　超声心动图引导下将推送导管经房间隔缺损接近垂直角度送至左心房

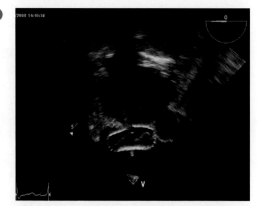

图 8-1-14　推送打开左房侧伞盘，拉近房间隔缺损处

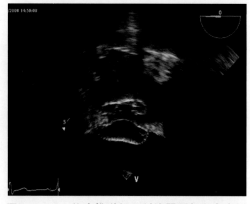

图 8-1-15　依次推送打开封堵器腰部和右房侧伞盘

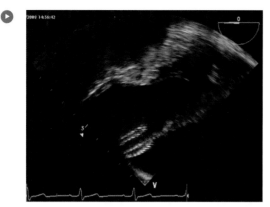

图 8-1-16 封堵器尚未释放时，两侧伞盘贴合不紧密

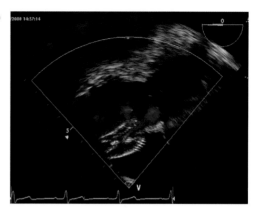

图 8-1-17 封堵器尚未释放时，CDFI 显示两侧伞盘之间沿右房侧伞盘走行的血流束

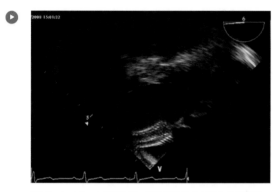

图 8-1-18 重新调整使得两侧伞盘贴合紧密

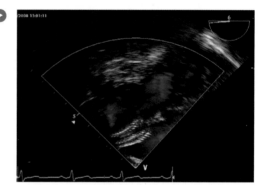

图 8-1-19 重新调整后，两侧伞盘之间沿右房侧伞盘走行的血流明显减少

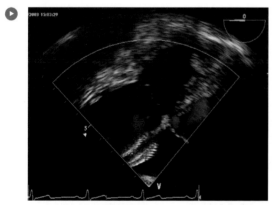

图 8-1-20 封堵器释放后，四腔心切面 CDFI 未见心房水平残余分流

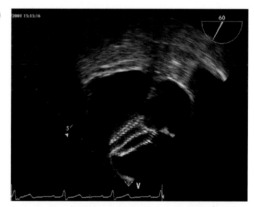

图 8-1-21 封堵器释放后，心底短轴切面显示封堵器形态完好

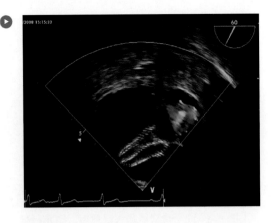

图 8-1-22　封堵器释放后，心底短轴切面 CDFI 未见心房水平残余分流

小结

　　房间隔缺损封堵术已经在临床广泛开展，目前常用心导管室经皮介入房间隔缺损封堵术和外科右胸小切口房间隔缺损封堵术两种方式。超声心动图，尤其是经食管超声心动图，在房间隔缺损介入封堵治疗中对术前选择适应证、术中引导监测、术后随访评价疗效具有不可替代的作用。

第二节　从诊断到治疗（二）
——超声心动图在室间隔缺损封堵术中的应用

▶ 视频目录

导读

传统外科手术是治疗室间隔缺损的常用方法，随着介入治疗技术日臻成熟，应用封堵器经导管介入治疗室间隔缺损的技术，已在临床上得到了广泛的应用。本文将介绍超声心动图在室间隔缺损封堵术中的应用。

1988 年，Lock 等首次报道经导管室间隔缺损封堵术，开创了室间隔缺损介入治疗的先例。20 世纪 90 年代末期，Amplatzer 室间隔缺损封堵器（图 8-2-1）研发成功并开始应用于临床，掀起了一场室间隔缺损介入治疗的伟大变革。经过近 30 年的临床实践，室间隔缺损介入治疗已经得到了广泛应用。

室间隔缺损介入封堵术的实质，就是在避免传统开胸手术的前提下，以最简便又可靠的办法将心室间的漏洞修补好，阻断心室间不该有的分流，让迷失方向的血流回归到正常的道路上。

"因为你是我的眼，让我看见这世界就在我眼前。"这首感人至深的歌，道出了盲人对光明的期盼和对"眼"炽热的爱恋。对于操作室间隔缺损介入治疗的医生而言，超声心动图无疑就是他们不可缺少的那一双"眼"。有了这双"眼"，室间隔缺损患者的生命也许真的就完全不同了。

借助这双"眼"，医生能将导管穿越狭小的血管进入心腔，并准确通过心室间的缺损完美封堵，从术前筛选合适病例、术中引导监测，到术后疗效评价及长期随访，从诊断到治疗，从查漏到补缺，让患者的生命之帆再次起航。

一、适应证与禁忌证

1. 适应证

（1）一般年龄大于 3 岁；特殊情况下，年龄可放宽至几个月。

（2）膜周部型室间隔缺损，缺损上缘距主动脉瓣及三尖瓣距离大于 2mm；嵴内型室间隔缺损，残缘距肺动脉瓣距离大于 3mm；肌部型室间隔缺损，残缘距心尖距离大于 5mm。

（3）缺损口大小：膜周部型，左室侧最大径小于等于 16mm，儿童小于等于 10mm；嵴内型，左室侧最大径小于等于 8mm，儿童小于等于 6mm；肌部型，左室侧最大径小于等于 14mm，儿童小于等于 10mm。

（4）伴有膜部瘤、轻度三尖瓣反流者可以封堵。

（5）室间隔缺损术后残余分流。

2. 禁忌证

（1）室间隔缺损伴右向左分流或双向分流的重度肺动脉高压。

（2）主动脉瓣脱垂伴中度以上主动脉瓣反流。

（3）合并其他心脏畸形。

（4）干下型、流入道型室间隔缺损；部分嵴内型、肌部型室间隔缺损。

（5）心室腔血栓或心室腔赘生物。

二、常用切面

根据不同的需要，可选择经胸超声心动图或经食管超声

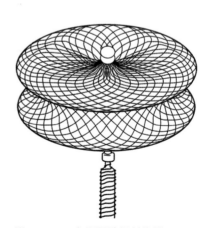

图 8-2-1　**室间隔缺损封堵器**

心动图引导室间隔缺损封堵术。如图 3-3-1 所示，图片中①、②、③、④、⑤分别表示膜周部型、嵴下型、肌部型、流入道型、嵴上型（干下型）室间隔缺损，超声心动图常用四个切面显示以上各型室间隔缺损残缘与周边重要结构之间的关系。

（1）胸骨旁左心长轴切面：测量膜周部型室间隔缺损边缘与主动脉右冠瓣的距离；在该切面基础上将探头向心尖方向滑行，测量肌部型室间隔缺损边缘与心尖的距离；判断右冠瓣是否脱垂（图 7-3-9）。

（2）心底短轴切面：测量嵴内型（12 点钟）室间隔缺损边缘与肺动脉瓣的距离；测量膜周部型室间隔缺损边缘与三尖瓣隔瓣的距离（图 3-3-2）。

（3）心尖四腔心切面：测量肌部型室间隔缺损边缘与心尖的距离（图 7-3-11）。

（4）心尖五腔心切面：测量膜周部型室间隔缺损边缘与主动脉右冠瓣及三尖瓣隔瓣的距离；测量肌部型室间隔缺损边缘与心尖的距离（图 7-3-12）。

三、选择封堵器

封堵器由左、右心室两侧的伞盘和腰部组成，伞的大小以腰部的直径来计算。

（1）膜周部型室间隔缺损：超声心动图测量的室间隔缺损最大直径加 1~2 mm。

（2）距离主动脉瓣大于 2mm 的膜周部型室间隔缺损选择对称性封堵器，而小于 2 mm 可以封堵者选择偏心型封堵器。

（3）嵴内型室间隔缺损：超声心动图测量的室间隔缺损最大直径加 2mm；若缺损大于等于 5mm，加 3mm。

（4）肌部型室间隔缺损：超声心动图测量的室间隔缺损最大直径加 2~3mm；若缺损较大，加 3~4mm。

四、手术方式及超声监测

目前常用两种方式进行室间隔缺损封堵术，即心导管室经皮介入室间隔缺损封堵术和外科经胸小切口室间隔缺损封堵术。除此之外，使用超声心动图作为唯一影像学工具经股动脉或颈静脉途径引导室间隔缺损封堵术的研究也取得成功。超声心动图在上述手术方式中都扮演着非常重要的作用。

1. 心导管室经皮介入室间隔缺损封堵术

（1）手术过程：股动脉穿刺，将猪尾导管送入左心室，造影确定室间隔缺损的位置（图 4-3-2）；左心室造影后，经导丝将 Judkin R 导管送入左心室，并经室间隔缺损送入右心室，经此导管将导丝送至肺动脉；股静脉穿刺，经 Judkin R 导管将圈套器送至肺动脉，圈套上述导丝，建立股动脉–室间隔缺损–股静脉封堵轨道，将导丝拉出体外；沿导丝将装有封堵器的鞘管送至左心室，推送打开左室侧伞盘，拉近室间隔缺损处，再依次推送打开封堵器腰部和右室侧伞盘，DSA 或超声心动图确认封堵器封堵完好，释放封堵器（图 8-2-2 ~ 图 8-2-4）。

（2）超声监测：在整个手术过程中，超声心动图的作用是：①协助圈套器在肺动脉处圈套导丝。②观察双侧伞盘打开后的位置是否正确，多切面、多角度观察左右侧伞盘是否位于室间隔缺损两侧，防止一侧或双侧伞盘部分或全部越过室间隔缺损进入对侧。通过推送杆牵拉或推挤封堵器，确定封堵器是否牢固。③封堵器尚未释放时，多切面、多角度观察心室水平有无残余分流。④封堵器尚未释放时，观察主动脉瓣及三尖瓣有无反流。⑤注意观察有无心包积液。

（3）术后随访：室间隔缺损封堵术后，应继续使用超声心动图随访观察疗效，如封堵器形态、有无残余分流等（图 8-2-5 ~ 图 8-2-7）。

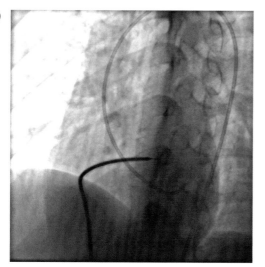

图 8-2-2 膜周部型室间隔缺损，建立股动脉 – 室间隔缺损 – 股静脉封堵轨道

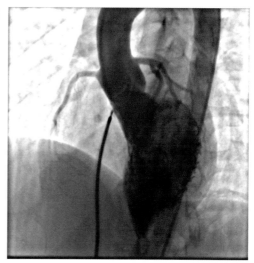

图 8-2-3 封堵器已置入，鞘管尚未撤出，左心室造影显示心室水平未见分流

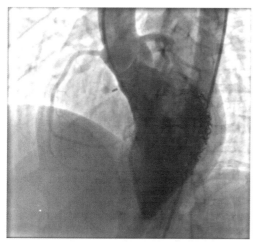

图 8-2-4 封堵器已释放，左心室造影显示封堵器形态完好，心室水平未见分流

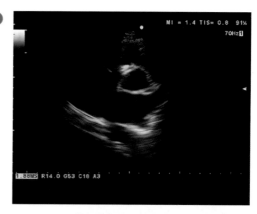

图 8-2-5 膜周部型室间隔缺损，封堵器形态完好

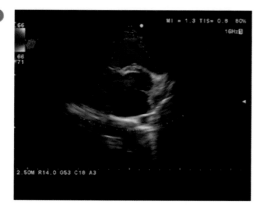

图 8-2-6 心底短轴切面，CDFI 检测心室水平无残余分流

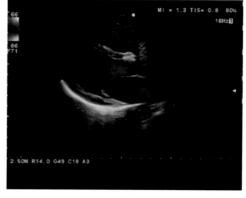

图 8-2-7 胸骨旁左心长轴切面，CDFI 检测心室水平无残余分流

2. 外科经胸小切口室间隔缺损封堵术

（1）手术过程：做胸部小切口，切开心包，在右室壁做荷包缝合，将推送导管在荷包缝合中央穿刺进入右心室，在经食管超声心动图（部分儿童经胸超声心动图）引导下将推送导管经室间隔缺损接近垂直角度送至左心室，推送打开左室侧伞盘，拉近室间隔缺损处，再依次推送打开封堵器腰部和右室侧伞盘，超声心动图确认封堵器封堵完好，释放封堵器（图 8-2-8 ~ 图 8-2-12）。

（2）超声监测：同心导管室经皮介入室间隔缺损封堵术（图 8-2-13、图 8-2-14）。

（3）术后随访：室间隔缺损封堵术后，应继续使用超声心动图随访观察疗效，如封堵器形态、有无残余分流、有无主动脉瓣及三尖瓣反流等。

两种手术方式各有优势，心导管室经皮介入室间隔缺损封堵术无须做胸部切口，创伤更小，而外科经胸小切口室间隔缺损封堵术使用鞘管较短，更容易调整封堵器的位置，亦无须使用对比剂。

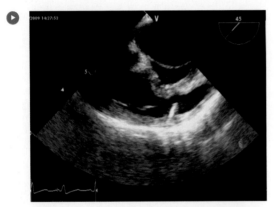

图 8-2-8 推送导管在荷包缝合中央穿刺进入右心室

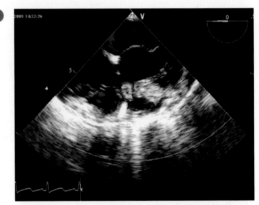

图 8-2-9 将推送导管对准室间隔缺损分流处

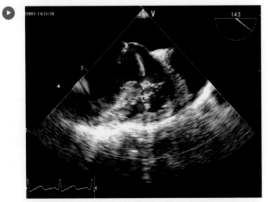

图 8-2-10 超声心动图引导下将推送导管经室间隔缺损分流处接近垂直角度送至左心室

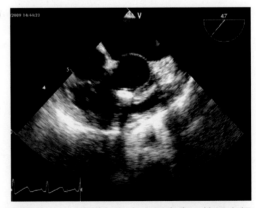

图 8-2-11 推送打开左室侧伞盘，拉近室间隔缺损处，依次推送打开封堵器腰部和右室侧伞盘

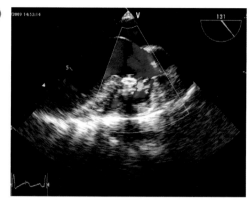

图 8-2-12　封堵器释放前，CDFI 显示心室水平无残余分流

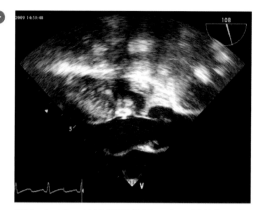

图 8-2-13　封堵器释放后，左心长轴切面显示封堵器形态完好

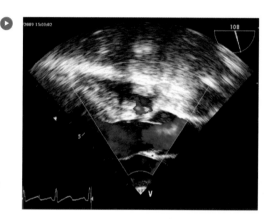

图 8-2-14　封堵器释放后，左心长轴切面 CDFI 未见心室水平残余分流

小结

　　室间隔缺损封堵术已经在临床广泛开展，目前常用心导管室经皮介入室间隔缺损封堵术和外科经胸小切口室间隔缺损封堵术两种方式。超声心动图在室间隔缺损介入封堵治疗中对术前选择适应证、术中引导监测、术后随访评价疗效具有重要作用。

第三节　从诊断到治疗（三）
——超声心动图在动脉导管未闭封堵术中的应用

> **导读**
>
> 　　传统外科手术是治疗动脉导管未闭的常用方法，随着介入治疗技术日臻成熟，应用封堵器经导管介入治疗动脉导管未闭的技术，已在临床上得到了广泛的应用。本文将介绍超声心动图在动脉导管未闭封堵术中的应用。

　　眼睛虽小，但足以看见整个世界。超声心动图就像是医生的眼睛，虽其貌不扬，却在探头滑行旋转中，在手腕提按转合间，让心脏的奥秘尽显于方寸之间。如安斯蒂所言，"眼睛是内心索引"，正因有了超声心动图这双"眼睛"，介入封堵手术才能独辟蹊径，从此踏入历史的舞台并开始绽放光芒。

　　1967 年，Porstmann 等首先用泡沫海绵从股动脉经动脉鞘管推送到动脉导管未闭部位，封堵动脉导管未闭获得成功。随着封堵装置和操作技术的不断改进，动脉导管未闭的微创治疗经过 40 余年的发展已经日臻成熟。近年发展起来的 Amplatzer 封堵法，由于封堵器的独特优点并且术后残余分流率低，在临床的应用日渐广泛（图 8-3-1）。

　　胎儿时期，胎儿右心室排出的静脉血，大部分经动脉导管流入主动脉再经脐动脉而达胎盘，与母体血液进行代谢交换，然后纳入脐静脉回流入胎儿血循环。因此，动脉导管为胎儿时期特殊循环方式所必需的生理性管道。出生后，肺循环建立，动脉导管即自行闭合，否则就形成动脉导管未闭（patent ductus arteriosus）。

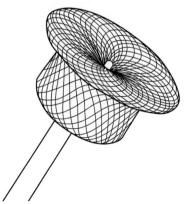

图 8-3-1　动脉导管未闭封堵器

　　动脉导管未闭介入封堵术的实质，就是在避免传统开胸手术的前提下，以最简便微创的办法将主动脉与肺动脉之间的缺口补好，让主动脉经由动脉导管流向肺动脉的血液在封堵器前戛然而止，实现体、肺循环各司其职。

　　超声心动图在动脉导管未闭封堵术中的价值，与其他先天性心脏病封堵术一样，包括术前筛选合适病例、术中引导监测，术后疗效评价及长期随访等。

一、适应证与禁忌证

　　1. 适应证
　　（1）体重大于等于 4kg。
　　（2）单纯动脉导管未闭的最窄内径一般小于等于 12mm。
　　（3）动脉导管未闭外科手术后的残余分流。
　　（4）合并肺动脉高压，但以左向右分流为主。
　　2. 禁忌证
　　（1）动脉导管未闭为复杂先天性心脏病生存的主要通道。
　　（2）合并肺动脉高压，但以右向左分流为主。
　　（3）感染性心内膜炎合并导管周围赘生物。
　　（4）合并其他必需外科手术的心脏大血管畸形。

二、常用切面

　　根据不同的需要，可选择经胸超声心动图或经食管超声心动图引导动脉导管未闭封堵术。动脉导管位于经食管超声心动图的远场，而且动脉导管的走行变异较大，因此，经食管超声心动图对动脉导管的显示劣于经胸超声心动图。常用两个切面显示未闭的动脉导管。

　　（1）心底短轴切面：由于动脉导管与声束方向平行，容易造成测量上的误差。但该切面彩色多普勒显像较好，因此可以在此切面上测量分流束的宽度（图 8-3-2）。

　　（2）主动脉弓长轴切面：由于动脉导管与声束方向几乎垂直，故此切面二维图像较好，可测量动脉导管的长度、主动脉侧和肺动脉侧内径、最窄处内径（图 8-3-3）。

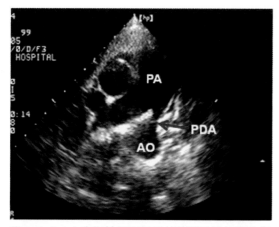

图 8-3-2　心底短轴切面显示的管型动脉导管未闭（PDA）

　　PA：肺动脉；AO：主动脉

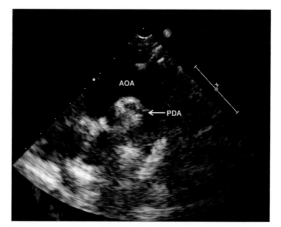

图 8-3-3　主动脉弓长轴切面显示的管型动脉导管未闭（PDA）

　　AOA：主动脉弓

三、选择封堵器

封堵器由蘑菇状的单盘和连接单盘的腰部组成，伞的大小以腰部的直径来计算。

（1）超声心动图测量的动脉导管最窄内径加 2 ~ 6mm，成人一般加 2 ~ 4mm，儿童加 4 ~ 6mm。

（2）动脉导管未闭手术后残余分流患者，残余分流处最窄宽度加 2 ~ 3mm。

四、手术方式及超声监测

目前常用两种方式进行动脉导管未闭封堵术，即心导管室经皮介入动脉导管未闭封堵术和外科经胸小切口动脉导管未闭封堵术。除此之外，使用超声心动图作为唯一影像学工具经股动脉、股静脉或颈内静脉途径引导动脉导管未闭封堵术的研究也取得成功。超声心动图在上述手术方式中都扮演着非常重要的作用。

1. 心导管室经皮介入动脉导管未闭封堵术

（1）手术过程：股动脉穿刺，将猪尾导管送入主动脉弓降部并造影，以确定动脉导管未闭的位置、大小、形态（图 3-5-17）；经导丝将 Judkin R 导管送入主动脉弓部，并经未闭的动脉导管送入肺动脉，经此导管将导丝送至肺动脉；股静脉穿刺，经 Judkin R 导管将圈套器送至肺动脉，圈套上述导丝，建立股静脉 – 右心室 – 肺动脉 – 动脉导管 – 主动脉 – 股动脉封堵轨道，将导丝拉出体外；沿导丝将装有封堵器的鞘管送至动脉导管未闭的主动脉侧，推送打开主动脉侧伞盘，后撤鞘管使伞盘紧贴动脉导管未闭的主动脉侧开口，推送打开封堵器腰部，使封堵器腰部卡于动脉导管未闭的最窄处，DSA 或超声心动图确认封堵器封堵完好，释放封堵器（图 8-3-4 ~ 图 8-3-6）。

（2）超声监测：在整个手术过程中，超声心动图的作用是：①协助圈套器在肺动脉处圈套导丝。②观察伞盘打开后的位置是否正确，引导封堵器腰部卡于动脉导管未闭的最窄处。通过推送杆牵拉或推挤封堵器，确定封堵器是否牢固。③封堵器尚未释放时，多切面、多角度观察有无残余分流。④封堵器尚未释放时，观察封堵器是否影响主动脉和左肺动脉的血流。⑤注意观察有无心包积液。

（3）术后随访：动脉导管未闭封堵术后，应继续使用超声心动图随访观察疗效，如封堵器形态、有无残余分流等（图 8-3-7 ~ 图 8-3-10）。

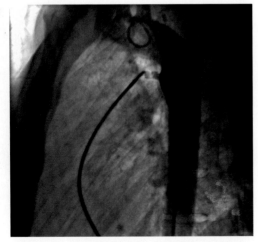

图 8-3-4　封堵器已置入，鞘管尚未撤出，DSA 显示主动脉与肺动脉之间未见分流

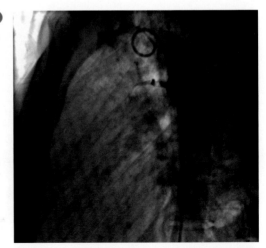

图 8-3-5　封堵器已释放，DSA 显示封堵器形态完好，主动脉与肺动脉之间可见少量分流

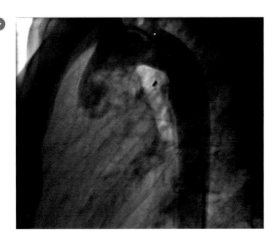

图 8-3-6 几分钟后，DSA 显示主动脉与肺动脉之间未见分流

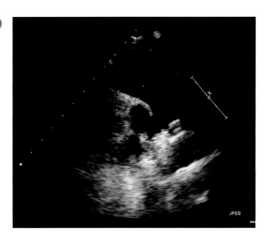

图 8-3-7 心底短轴切面显示动脉导管未闭封堵器，形态完好

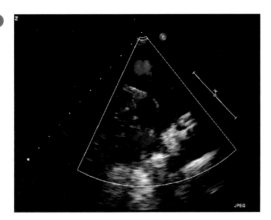

图 8-3-8 心底短轴切面，主动脉与肺动脉之间未见残余分流

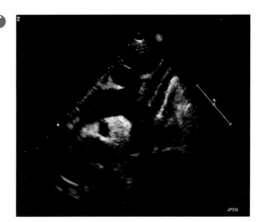

图 8-3-9 主动脉弓长轴切面显示动脉导管未闭封堵器，形态完好

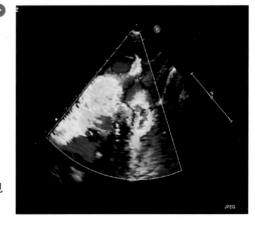

图 8-3-10 主动脉弓长轴切面，主动脉与肺动脉之间未见残余分流

2. 外科经胸小切口动脉导管未闭封堵术

（1）手术过程：做胸部小切口，悬吊心包，暴露肺动脉主干，在肺动脉上做荷包缝合，套管针在荷包缝合中央穿刺进入肺动脉，在经胸骨上窝超声引导下将导丝通过动脉导管，沿导丝将装有封堵器的鞘管通过动脉导管送至主动脉，推送打开主动脉侧伞盘，回拉封堵器紧贴主动脉壁，

在动脉导管内推送打开封堵器腰部，超声心动图确认封堵器封堵完好，释放封堵器。

（2）超声监测：基本同心导管室经皮介入动脉导管未闭封堵术。

（3）术后随访：动脉导管未闭封堵术后，应继续使用超声心动图随访观察疗效，如封堵器有无移位、脱落，有无残余分流，有无降主动脉或左肺动脉狭窄等。

小结

动脉导管未闭封堵术已经在临床广泛开展，目前常用心导管室经皮介入动脉导管未闭封堵术和外科经胸小切口动脉导管未闭封堵术两种方式。超声心动图在动脉导管未闭介入封堵治疗中对术前选择适应证、术中引导监测、术后随访评价疗效具有重要作用。

第四节　从诊断到治疗（四）
——超声心动图在主动脉夹层封堵术中的应用

▶ **视频目录**

视频 8-4-3：升主动脉（AAO）人工血管下缘筛孔样破口，其外周假腔形成动脉瘤（pseudoaneurysm）

视频 8-4-4：CDFI 显示破口处真假腔之间双向分流

视频 8-4-6：升主动脉（AAO）长轴切面，封堵器置入术后，形态完好

视频 8-4-7：封堵器置入术后，升主动脉长轴切面 CDFI 显示未见分流血流信号

视频 8-4-8：升主动脉短轴切面，显示封堵器形态完好

视频 8-4-9：升主动脉短轴切面 CDFI 显示未见分流血流信号

导读

蚁穴虽小，一溃千里。对于主动脉夹层而言，内膜撕裂口虽小，却足以致命！主动脉夹层一直是外科垄断的治疗领域，但对于特殊类型的某些主动脉夹层，介入封堵术也做出了有益的探索并取得了良好的效果。本文将介绍超声心动图在主动脉夹层封堵术中的应用。

走过近半个世纪，随着介入治疗技术在医学江湖上的迅速崛起，超声心动图也担负起了新的使命，完成了从诊断到治疗的华丽蜕变。众所周知，房间隔缺损、室间隔缺损、动脉导管未闭等先天性心脏疾病的介入治疗技术已经在临床广泛开展，超声心动图以其独有的优势在心脏介入治疗领域的价值也得到了临床的倍加推崇。

近年来，随着诊疗技术的提升和理念的转变，除了对常规先天性心脏病的封堵之外，许多前沿的理念和衍生出来的介入新技术也在医生的手中，在超声心动图的眼中逐一实现。思想有多远，就能走多远。本期介绍的主动脉夹层封堵，就是利用封堵器的一个奇思妙想（图 8-4-1）。

　　主动脉夹层是一种非常凶险的主动脉急症，主要并发症包括主动脉破裂、主动脉瓣关闭不全、心肌缺血、心脏压塞等，病死率很高（图8-4-2）。

　　韩非子云："千丈之堤，以蝼蚁之穴溃；百尺之室，以突隙之烟焚。"两千多年前的先哲以"蝼蚁之穴"和"突隙之烟"道破了主动脉夹层的凶险：弥足珍贵之生命，丧于小小内膜撕裂口！目前，人工血管置换术、覆膜支架腔内修复术或两者杂交手术是治疗主动脉夹层的主要方法，以阻断真假腔之间的血流交通。但手术操作复杂、创伤较大、并发症发生率和死亡率较高。

　　本期将介绍一例利用房间隔缺损封堵器成功封堵升主动脉夹层破裂口的案例，该患者为DeBakey Ⅰ型主动脉夹层升主动脉带瓣人工血管置换术后。毋庸置疑，超声心动图在评估人工血管置换术手术疗效、引导介入封堵手术过程及即刻评价手术效果等方面扮演了重要角色。

一、一般资料

　　患者，DeBakey Ⅰ型主动脉夹层升主动脉带瓣人工血管置换术后，发现人工血管下缘另一破口，CDFI显示真、假腔之间双向分流，并在假腔处形成动脉瘤（图8-4-3、图8-4-4）。

　　因为假性动脉瘤体积较大，瘤壁较薄，并且真、假腔之间的分流量较大，如果不处理则有破

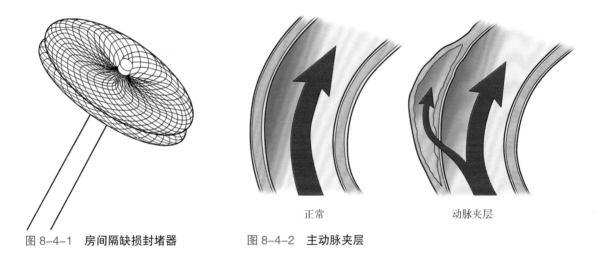

正常　　　　　　动脉夹层

图8-4-1　房间隔缺损封堵器　　　　图8-4-2　主动脉夹层

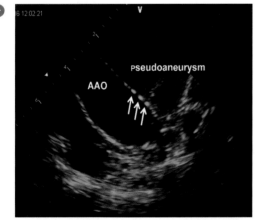

图8-4-3　升主动脉（AAO）人工血管下缘筛孔样破口，其外周假腔形成动脉瘤（pseudoaneurysm）

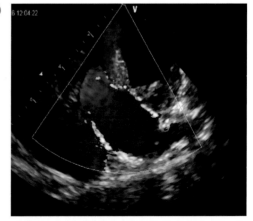

图8-4-4　CDFI显示破口处真假腔之间双向分流

裂的危险。如何处理成为治疗决策的关键。考虑到患者已经经历一次大手术，并且超声心动图显示破裂口比较局限，为减少创伤，决定为患者实施微创治疗——使用房间隔缺损封堵器进行封堵。

二、选择封堵器

CDFI 测量的分流束宽度为 6mm（图 8-4-5），选用 10mm 房间隔缺损封堵器。

三、超声引导手术过程

因假性动脉瘤距体表较近，使用经胸超声心动图引导做胸骨右缘胸部小切口，暴露升主动脉，在升主动脉上做荷包缝合，套管针在荷包缝合中央穿刺进入升主动脉假腔，超声引导套管针通过主动脉夹层破口处进入真腔，沿套管针将导丝送至真腔，退出套管针，沿导丝将装有封堵器的鞘管送至升主动脉真腔，推送打开主动脉夹层真腔侧伞盘，回拉封堵器紧贴主动脉壁，依次推送打开封堵器腰部和主动脉夹层假腔侧伞盘，超声心动图确认封堵器封堵完好，彩色多普勒观察无分流，释放封堵器（图 8-4-6 ~ 图 8-4-9）。

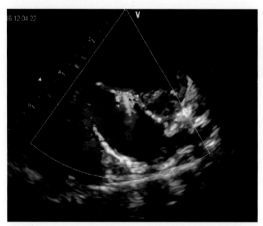

图 8-4-5　升主动脉假腔向真腔的分流（蓝色）

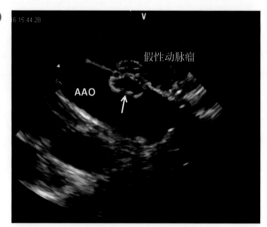

图 8-4-6　升主动脉（AAO）长轴切面，封堵器置入术后，形态完好

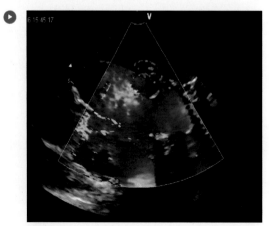

图 8-4-7　封堵器置入术后，升主动脉长轴切面 CDFI 显示未见分流血流信号

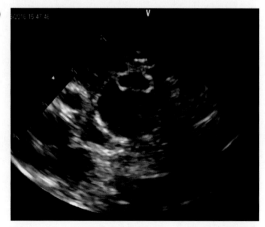

图 8-4-8　升主动脉短轴切面，显示封堵器形态完好

　　整个手术过程顺利，超声心动图引导定位封堵器准确，术后假腔内形成血栓，效果良好（图8-4-10）。

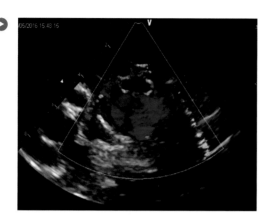

图 8-4-9　升主动脉短轴切面 CDFI 显示未见分流血流信号

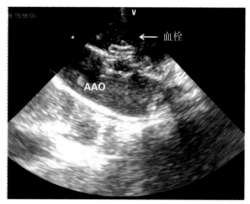

图 8-4-10　封堵术后假腔内形成血栓（箭头所指处）

AAO：升主动脉

> **小结**
>
> 　　超声心动图引导下介入封堵治疗主动脉夹层，隔绝假腔并使假腔血栓形成，避免复杂外科手术引起的各种并发症，减少创伤，缩短患者的住院时间，不失为一种创新性的治疗方法。